Santosh Sajjan
Ashish Paturkar

Hidatidose suína - Uma ciclo-zoonose parasitária não obrigatória

Santosh Sajjan
Ashish Paturkar

Hidatidose suína - Uma ciclo-zoonose parasitária não obrigatória

Prevalência de hidatidose em suínos, caraterização de antigénios de HF e elucidação do impacto económico na produção de suínos

ScienciaScripts

Imprint
Any brand names and product names mentioned in this book are subject to trademark, brand or patent protection and are trademarks or registered trademarks of their respective holders. The use of brand names, product names, common names, trade names, product descriptions etc. even without a particular marking in this work is in no way to be construed to mean that such names may be regarded as unrestricted in respect of trademark and brand protection legislation and could thus be used by anyone.

Cover image: www.ingimage.com

This book is a translation from the original published under ISBN 978-3-330-32949-2.

Publisher:
Sciencia Scripts
is a trademark of
Dodo Books Indian Ocean Ltd. and OmniScriptum S.R.L publishing group

120 High Road, East Finchley, London, N2 9ED, United Kingdom
Str. Armeneasca 28/1, office 1, Chisinau MD-2012, Republic of Moldova, Europe
Printed at: see last page
ISBN: 978-620-7-59799-4

ADEQUADO PARA

OS MEUS QUERIDOS PAIS, A MINHA MULHER E A MINHA FILHA

ÍNDICE DE CONTEÚDOS

1. INTRODUÇÃO

A doença hidática, também conhecida como equinococose ou hidatidose, é uma ciclozoonose não obrigatória dos animais domésticos e dos seres humanos com distribuição mundial. É causada pelas larvas (metacestodes) da ténia, que *pertence* ao género *Echinococcus* da família *Taeniidae* (Acha e Szyfres, 2003). A doença hidática é um problema de saúde pública na Ásia, no Mediterrâneo, na América do Sul e em África (Arambulo, 1997; Chai, 1995 e Euzeby, 1991). Devido à imigração de áreas endémicas, a doença propagou-se à Europa e à América do Norte nos últimos anos (Eckert, 1988 e Jenkins, 1998). Na Índia, vários estudos revelaram uma elevada endemicidade da hidatidose em animais destinados à alimentação humana, com relatos esporádicos de hidatidose em seres humanos (Hafeez *et al.*, 1994; Gatne, 2001; Khurana *et al.*, 2007 e Pednekar, 2008).

Os suínos são um importante hospedeiro intermediário do *Echinococcus granulosus.* Na Índia, os porcos são criados principalmente como necrófagos e, por conseguinte, apanham facilmente as fezes de cão infestadas. A taxa de fertilidade dos quistos hidáticos nos suínos é também bastante elevada. Por conseguinte, desempenham um papel importante na transmissão da doença ao hospedeiro final. A maioria dos quistos hidáticos nos suínos encontra-se no fígado, seguido dos pulmões e de outros órgãos (Gatne, 2001). A condenação do fígado como resíduo comestível de matadouro conduz, portanto, a perdas económicas no sector da carne.

A Índia é abençoada com uma grande parte da população mundial de suínos, que consiste em 13,5 milhões de porcos. A quota-parte da carne de porco na produção total de carne na Índia é de cerca de 10%. Verifica-se que, todos os anos, cerca de 84% dos suínos na Índia são abatidos para obtenção de carne ou de valor acrescentado (Agricultural Research Data Book, 2007). A maior parte da carne de porco produzida na Índia é vendida para consumo local no mercado interno. A hidatidose em animais destinados à alimentação causa enormes perdas económicas, uma vez que os intestinos e a carne afectados deixam de poder ser comercializados. **A** prevalência da hidatidose em suínos na Índia varia entre 0,43 e 8,25 % (Kumar *et al.,* 2007 e Deka *et al.,* 2008). Embora as perdas económicas devidas à hidatidose nos suínos não tenham sido estimadas com precisão, existem várias provas indirectas, como a condenação das vísceras e da carne afectadas, que indicam perdas elevadas para a indústria da carne (Kulkarni, 1984 e Munde, 1999).

No género *Echinococcus* distinguem-se cinco espécies. Estas são *Echinococcus granulosus*, *Echinococcus multilocularis*, *Echinococcus oligarthrus*, *Echinococcus vogeli* e *Echinococcus shiquicus*. As duas espécies mais importantes são o *E. granulosus* e o *E. multilocularis*. A primeira causa um tipo de equinococose conhecido como equinococose quística ou equinococose unilocular em bovinos, búfalos, ovinos, suínos, cavalos e seres humanos. *A E. multilocularis* causa um tipo de equinococose conhecida como equinococose alveolar ou equinococose multilocular. Os hospedeiros intermediários são geralmente pequenos mamíferos, especialmente roedores, mas os animais de estimação e os seres humanos também podem ser infectados. *A E. vogeli* e a *E. oligarthrus encontram-se* principalmente em animais selvagens e raramente infectam os seres humanos. A infestação dos seres humanos com estes parasitas é conhecida como equinococose policística (OIE, 2005). Até recentemente, *a E. shiquicus* só tinha sido detectada numa região específica da República Popular da China (OIE, 2008).

Todas as *Echinococcus* spp. têm um ciclo de vida indireto entre um hospedeiro definitivo e os hospedeiros intermediários. A fase adulta encontra-se no intestino delgado do hospedeiro definitivo, especialmente em carnívoros como cães, lobos e raposas, onde os ovos taeniídeos são excretados nas fezes. Quando ingeridos por herbívoros, como bovinos, búfalos, ovinos, caprinos e suínos, e omnívoros, como os seres humanos, que actuam como hospedeiros intermediários, através de alimentos ou água contaminados (nos animais) ou vegetais crus (nos seres humanos), as oncosferas eclodem no intestino delgado e migram através de vasos sanguíneos ou linfáticos para os intestinos, onde se desenvolvem em quistos hidáticos. Quando estes quistos são ingeridos pelo hospedeiro final (que come as miudezas do hospedeiro intermediário), desenvolvem-se em ténias adultas (Khuroo, 2002). O ser humano torna-se um hospedeiro intermediário acidental, o que constitui um beco sem saída para a equinococose (Sherikar *et al.,* 2004).

Embora os quistos hidáticos possam ocorrer em qualquer local anatómico, nos seres humanos encontram-se mais frequentemente no fígado (65%), seguido dos pulmões (25%). Outros órgãos que podem ser afectados são os músculos (5%), os rins (2%), o baço (1%), o coração (1%) e o sistema nervoso central (1%). O tamanho do quisto varia entre 1 e 15 cm, e o seu crescimento varia entre 1 e 30 mm por ano (Elton *et al.,* 2000). A parede do quisto hidático é constituída por uma camada germinal interna e uma membrana laminada externa. O fluido do quisto é cristalino com uma gravidade específica de 1,012 e contém sais, enzimas, proteínas e é antigénico. As cápsulas de ninhada e os protoscolos podem ser libertados no fluido do quisto e formar areia hidática. As protoscolices podem desenvolver-se em ténias adultas no intestino do hospedeiro final ou diferenciar-se em quistos secundários quando são libertadas após a rutura do quisto e/ou formar quistos filhos dentro do quisto-mãe (Lewall, 1998). A patogenicidade da hidatidose depende do número, tamanho e localização dos quistos hidáticos no organismo. Quando um quisto se torna muito grande e se rompe, é absorvida uma grande quantidade de líquido hidático da cavidade peritoneal ou pleural, o que pode levar a reacções alérgicas e anafiláticas, uma vez que contém antigénios proteicos. Quando um quisto hidático de grandes dimensões se rompe no parênquima pulmonar, pode ocorrer morte súbita devido à aspiração do líquido hidático para a árvore brônquica, resultando em afogamento interno (Mohanty e Parija, 1984).

As características clínicas dependem do órgão afetado, do local de envolvimento do órgão, da fase de desenvolvimento do quisto e da viabilidade do conteúdo do quisto. A maioria dos quistos é assintomática e é descoberta incidentalmente durante exames de rotina ou necrópsias (Appell *et al.*, 1982 e Ortega e Prieto, 1983). Nos hospedeiros intermediários animais, a equinococose é diagnosticada principalmente na necropsia ou na inspeção post mortem dos órgãos viscerais dos animais abatidos. Atualmente, os testes serológicos, como o Enzyme Linked Immuno Sorbent Assay (ELISA), não são utilizados habitualmente em animais (Khuroo *et al.*, 1997), mas nos seres humanos são utilizados por rotina para diagnosticar a hidatidose. As técnicas de PCR podem ser utilizadas para diferenciar entre espécies e estirpes de Echinococcus utilizando material metacestódeo.

As medidas de rotina para controlar a hidatidose nos animais de criação incluem a restrição do acesso da população canina às vísceras descartadas dos matadouros e a eliminação rigorosa dos resíduos dos matadouros. No entanto, a esperança de um tratamento bem sucedido nos animais através de uma quimioterapia eficaz (Al-Karawi *et al.*, 1992) exigiu o desenvolvimento de um método eficaz para a deteção de quistos hidáticos em animais de criação antes do abate. As técnicas de serodiagnóstico animal e humano têm um grande potencial para o diagnóstico da hidatidose, especialmente em programas de vigilância e controlo (Biffin *et al.*, 1993; Contreras *et al.*, 1994). O imunodiagnóstico preciso da infestação requer a utilização de antigénios altamente específicos e sensíveis nos testes de imunodiagnóstico. A escolha de uma fonte adequada de material antigénico é um ponto crucial para melhorar as propriedades de diagnóstico dos testes e deve basear-se na fase de desenvolvimento do parasita e do hospedeiro. O fluido do quisto hidático é a fonte antigénica de referência para o imunodiagnóstico da hidatidose humana, que se baseia principalmente na deteção de anticorpos contra os antigénios B e 5. Os extractos somáticos têm sido amplamente utilizados no serodiagnóstico de infestações por *E.* granulosus em cães e ruminantes como hospedeiros intermédios, embora nos últimos anos a deteção de produtos excretórios do verme nas fezes (coproantigénios) através da técnica de transferência de imuno-electro ligado a enzimas (EITB) se tenha tornado o método mais fiável para detetar o parasita no hospedeiro definitivo (Carmena *et al.*, 2006).

Por conseguinte, é necessário estudar a prevalência e o impacto económico de forma mais sistemática e desenvolver um método mais rápido, fiável e rentável para diagnosticar a doença hidática em animais destinados à alimentação humana, especialmente suínos, antes do abate. Por conseguinte, a caraterização das proteínas antigénicas do líquido hidático (HF) é muito importante para o desenvolvimento de uma técnica de imunodiagnóstico para detetar a doença em animais vivos. Existe muito pouca literatura sobre estes parâmetros em suínos. Neste contexto, o estudo foi realizado com os seguintes objectivos gerais

1. Estudar a prevalência de quistos hidáticos em vários órgãos viscerais de suínos recentemente abatidos no matadouro de Deonar, Mumbai.
2. Investigação do impacto económico da hidatidose na produção de carne de suíno através do cálculo do custo das vísceras utilizáveis.
3. Identificação e caraterização de proteínas antigénicas de quistos hidáticos por eletroforese em gel de poliacrilamida (PAGE).

2. REVISÃO DA LITERATURA

A literatura disponível relacionada com os objectivos e o âmbito do presente estudo foi analisada nas subsecções seguintes:

2.1. Revisão da literatura sobre hidatidose em suínos

2.2. Literatura sobre a caraterização dos antigénios do líquido hidático (HF)

2.3. Literatura sobre o impacto económico da hidatidose na produção de suínos

1.1. Investigação da hidatidose em suínos

A hidatidose em suínos tem sido registada em vários países, particularmente nos países em desenvolvimento, incluindo várias partes da Índia. Foram efectuados vários inquéritos sistemáticos, baseados em observações em matadouros, em diferentes espécies de animais de criação, para determinar a prevalência da hidatidose. Nas páginas seguintes do capítulo, é feita uma breve revisão da literatura sobre a prevalência da hidatidose nos suínos.

1.1.1. Prevalência da hidatidose suína

1.1.2. A. Prevalência da hidatidose suína no estrangeiro:-

Teplov e Zuravets (1980) investigaram a incidência de hidatidose em instalações de transformação de carne no Norte do Cáucaso, URSS, e concluíram que 8,9 a 25,9 % dos suínos abatidos eram afectados pela hidatidose.

Arene (1985) estudou a prevalência de quistos hidáticos em suínos, bovinos, ovinos e caprinos no Delta do Níger, na Nigéria, durante um período de 10 meses. Registou uma prevalência de 56% em suínos, 42% em caprinos, 32% em bovinos e 24% em ovinos. Afirmou ainda que a elevada taxa de prevalência está provavelmente relacionada com os factores socioeconómicos prevalecentes na zona. A elevada prevalência e viabilidade dos quistos em suínos e bovinos indica que a *estirpe de Echinococcus* encontrada na zona é diferente das registadas noutros locais.

Slepnev (1988) estudou a prevalência da hidatidose em suínos na Bielorrússia em 1981-

85 e encontrou uma prevalência muito baixa (isto é, 0,12%) de hidatidose em explorações organizadas, com uma incidência global de 1,9%.

Onah *et al* (1989) investigaram a prevalência de hidatidose em bovinos, caprinos e suínos abatidos entre 1973 e 1979 no Estado de Anambra, a leste da Nigéria. Os registos oficiais de inspeção da carne revelaram uma prevalência de 7 em 373 242 (0,002%) em bovinos, 249 em 476 249 (0,05%) em caprinos e 1 em 31 005 (0,003%) em suínos. Os inquéritos selectivos especiais realizados de setembro de 1979 a fevereiro de 1980 e de março de 1985 a setembro de 1987 em dois dos matadouros, que oficialmente não apresentavam índices de infestação, também não revelaram qualquer infestação nos 551 bovinos, 3830 caprinos e 2126 suínos examinados.

Sakamoto *et al* (1992) investigaram a prevalência de equinococose larvar em suínos selvagens na Austrália. Noventa e cinco suínos selvagens abatidos no norte de Queensland foram examinados para deteção de equinococose. Foram encontradas lesões equinocócicas nos pulmões de 18 (18,9%) dos 95 porcos examinados e nos fígados de 3 (16,7%) dos 18 porcos com lesões nos pulmões. Um cisto grande (aproximadamente 5 cm de diâmetro) com múltiplos protoscolículos foi encontrado no pulmão de um porco. Foram encontrados quistos equinocócicos com um pequeno número de protoscolículos nos pulmões de 5 (27,8%) dos 18 suínos com lesões nos pulmões. Todos os outros quistos nestes casos foram considerados estéreis.

Worbes (1992) observou uma taxa de infestação de hidatidose de 0,001-0,004 % ou menos em suínos da Alemanha. **Observaram** também uma prevalência de 6 % nos pulmões e de 1 % no fígado dos animais afectados.

Dubinsky *et al* (1993) apresentaram um relatório sobre a equinococose em suínos abatidos na República Eslovaca entre 1971 e 1990 e concluíram que a prevalência diminuiu de forma constante de 3,85% para 0,13%, até 15% por ano.

Yakimenko (1993) examinou os órgãos internos de suínos em várias unidades de transformação de carne em três regiões da Ucrânia. Referiu que a prevalência de hidatidose em suínos nas regiões de Kiev, Uinnitsa e Kharkass era de 30,7, 30,5 e 58%, respetivamente. Himonas *et al.* (1994) investigaram a viabilidade dos quistos de hidátide em animais abatidos no matadouro de Salónica, Macedónia, na Grécia. Examinaram 200 ovinos (taxa de infestação de 100%), 106 bovinos (56,6% infestados), 203 suínos (9,3%) e 52 caprinos (15,4%). Nos suínos, havia uma média de 0,02 (9,5% do total) cistos férteis por animal, contendo 32,0 (76,8%) protoscolisões viáveis. A percentagem de protoscolpos viáveis nos pulmões foi de 97,1 e no fígado de 68,9.

Vargas *et al.* (1995) examinaram 40 073 suínos no matadouro de Los Rayeslaper, no México. Verificaram que 109 (0,27%) suínos eram positivos para quistos hidáticos. A maioria dos quistos (92,6 %) localizava-se no fígado, dos quais 35 % eram estéreis.

Sotiraki *et al* (2003) constataram que a hidatidose/ecinococose constitui um grave problema de saúde pública e de pecuária na Grécia. A doença já estava disseminada muito antes da década de 1970. O Serviço Veterinário grego lançou uma campanha anti-ecinococose em 1984. Aquando do início do programa, a taxa de infestação dos animais era de 82% nos bovinos, 80% nos ovinos, 24% nos caprinos e 5% nos suínos. Num estudo realizado no norte da Grécia em 1994, a prevalência da equinococose quística (EC) foi de 100% nos ovinos, 56,6% nos bovinos, 15,4% nos caprinos e 9,3% nos suínos. Os ovinos não só tinham mais quistos, mas também significativamente mais quistos férteis do que outras espécies hospedeiras intermédias investigadas. A vigilância de espécies de animais de criação realizada desde 1998 no âmbito de um projeto da União Europeia (UE) documentou a prevalência de CE em ovinos (31,3%), caprinos (10,3%), suínos (0,6%) e bovinos (0%). Concluiu-se que, como a hidatidose/ecinococose ainda está presente, as medidas de vigilância e intervenção devem ser continuadas para acompanhar a progressão da infestação e eliminar o risco para os seres humanos.

Garippa *et al* (2004) apresentaram um relatório sobre a prevalência da equinococose quística (EC) em diferentes espécies animais em Abruzzo (centro de Itália) entre 1981 e 1994, referindo taxas de prevalência de 17,8-50,8 % em ovinos e caprinos, 2,3-3,5 % em bovinos, 0,3-0,6 % em suínos, 1-3,8 % em equídeos e 4 % em cães.

Ndirangu *et al* (2004) realizaram um estudo retrospetivo em matadouros para determinar a prevalência da hidatidose em suínos durante um período de dez anos (1989-1998) no Quénia. A prevalência foi calculada para as 7 províncias do Quénia e os dados agrupados das províncias foram depois utilizados para calcular a prevalência global das 7 províncias. A prevalência de quistos hidáticos em suínos foi de 2,4%. A prevalência mais elevada (0,8%) registou-se na Província Central. Verificou-se que os quistos hidáticos ocorrem principalmente nos pulmões e no fígado, sendo raramente encontrados noutros órgãos. Aparentemente, a prevalência da hidatidose nos animais de criação aumentou no Quénia.

Banks *et al* (2006) efectuaram um estudo ecológico sobre a prevalência e a viabilidade de infestações por *Echinococcus granulosus* em hospedeiros definitivos e intermediários potenciais e sobre as suas relações predador-presa no norte de Queensland. O gado bovino, o javali e os macropodes foram examinados post mortem para deteção de quistos de hidátide viáveis. Foram encontrados quistos hidáticos em 9,4 % dos javalis. Cerca de 50% deles continham protoscolices viáveis.

Garippa (2006) apresentou um relatório sobre a prevalência atual da equinococose quística (EC) na Sardenha, em Itália, no período 2003-2005. A prevalência da EC foi de 75,3% nos ovinos e 41,5% nos bovinos, com uma fertilidade de 10,3% e 2,6%, respetivamente. A EC foi também detectada em 9,4% dos suínos, com uma fertilidade de 6,5%. A estirpe G1 foi detectada em ovinos e bovinos, enquanto a estirpe G7 foi detectada em suínos.

Yuzaburo *et al.* (2006) investigaram a prevalência da equinococose em Hokkaido, no Japão. A prevalência nos suínos foi de 0,07% em 1996 e de 0,25% em 2006. A possível expansão da área endémica para a ilha principal do Japão foi motivo de grande preocupação.

Lidetu e Hutchison (2007) investigaram a prevalência de hidatidose em javalis (*Sus domesticus*) no norte de Queensland. Foram recolhidos dados de um total de 238 carcaças. Os órgãos das cavidades abdominal, torácica e pélvica foram analisados para detetar a presença de quistos de hidátide. A prevalência global de quistos hidáticos em javalis foi de 31,1%. Não houve diferença significativa entre javalis infestados e não infestados em termos de sexo ou idade. Os quistos ocorreram preferencialmente no fígado (23%) e nos pulmões (62%), tendo sido encontrados mais quistos nos pulmões (252) do que no fígado (48). A proporção de fígados infestados com quistos férteis em relação aos pulmões foi de 1:4 em comparação com 1:8 quistos estéreis. A fertilidade geral dos quistos foi de 70,1 %. A percentagem de quistos férteis no fígado e nos pulmões foi de 79,2 % e 68,7 %, respetivamente. O diâmetro dos quistos férteis variava entre 15 e mais de 60 mm. Nos pulmões, não houve diferença significativa no tamanho entre os cistos férteis e não férteis. A alta taxa de prevalência e a fertilidade dos cistos em javalis confirmam que os javalis podem estar envolvidos no ciclo silvestre do parasita na região. O significado desta observação para a saúde pública é potencialmente muito importante.

Bruzinskaite *et al* (2009) investigaram a equinococose em suínos na Lituânia. Os exames pós-abate de 684 fígados de suínos revelaram um número significativamente mais elevado de infestações *por Echinococcus* granulosus em suínos de explorações familiares (13,2%) em comparação com suínos de explorações industriais (4,1%). A prevalência foi também significativamente mais elevada em suínos com mais de um ano do que em suínos mais jovens. Além disso, 0,5% dos suínos das explorações familiares tinham lesões inférteis e calcificadas de *E.* multilocularis identificadas por PCR.

Turcekova *et al* (2009) analisaram a incidência regional de equinococose quística em suínos abatidos na Eslováquia no período de 2000-2008 e os parâmetros quantitativos associados ao estabelecimento de quistos (intensidade da infestação, fertilidade, tamanho). De 103 fígados de suínos recolhidos em 35 matadouros na Eslováquia com suspeita de infestação por Echinococcus, 63 foram positivos para a equinococose quística, enquanto 40 fígados foram diagnosticados com cisticercose. Foram encontrados quistos férteis com protococos equinocócicos em 25,4 % dos suínos positivos, com uma taxa de fertilidade de 8,9 % e uma intensidade de infestação de 5,9 quistos por fígado. O tamanho médio dos quistos férteis era mais de três vezes superior ao diâmetro dos quistos estéreis (4,67 cm e 1,37 cm, respetivamente). Não foram encontradas diferenças significativas no número relativo de quistos férteis e estéreis entre os países (P = 0,15). A prevalência anual de *E. granulosus* em suínos variou entre 0,02% e 0,13% (média de 0,08%) no período de 2000-2008, com uma tendência decrescente neste período, especialmente após 2005. As áreas mais afectadas pela equinococose quística no período de 2006-2008 foram os distritos de Presov (Eslováquia oriental, prevalência de 0,68%) e Komarno (Eslováquia sudoeste, prevalência de 0,26%).

Neghina *et al* (2010) investigaram a epidemiologia e a epizootologia da equinococose quística na Roménia entre 1862 e 2007. A prevalência da doença nos animais variou entre 24,3 e 92,9 % nos ovinos, 31,2 e 43,6 % nos bovinos e 20,4 e 73,8 % nos suínos no período de 1983 a 1994. As perdas económicas dos animais foram muito elevadas, o que se deve não só ao aumento da taxa de mortalidade, mas também à perda de peso e à diminuição da produtividade.

B. <u>Prevalência da hidatidose suína na Índia:-</u>

a) Zona norte da Índia:

(Jammu & Kashmir, Himachal Pradesh, Punjab, Haryana, Uttaranchal e Uttar Pradesh)

Singh *et al* (1988) estudaram 285 suínos abatidos no matadouro de Bareilly, U.P.. Registaram uma prevalência de hidatidose de 11,2%. Os quistos foram encontrados nos pulmões de 8 porcos, no fígado de 10 porcos e no baço de 14 porcos, com uma taxa global de fertilidade dos quistos de 15,6%.

Irshaduallah *et al* (1989) registaram uma prevalência de 1% de infestação de hidátide em suínos em Aligarh, Uttar Pradesh. Os autores relataram a interessante constatação de que a taxa de fertilidade dos quistos hidáticos em búfalos aumentava com o tamanho do quisto.

Varma (1990) investigou a prevalência de hidatidose em animais domésticos no distrito de Gurgaon, em Haryana. O estudo revelou que 1,3% dos suínos estavam afectados por quistos hidáticos. A maioria dos quistos foi encontrada no fígado, com uma taxa de fertilidade global de 90%. O autor constatou igualmente que a prevalência aumentava com a idade.

Varma e Malviya (1992) registaram uma prevalência de 1,42% de hidatidose em suínos abatidos de maio de 1983 a dezembro de 1984 em Bareilly, UP, com 100% de fertilidade dos quistos hidáticos.

Deka e Gaur (1998) estudaram a hidatidose em vários matadouros na parte ocidental de Uttar Pradesh. Registaram uma incidência de hidatidose em suínos de 0,73%. A taxa de fertilidade das hidátides foi de 81%. A infestação específica por sexo nos suínos foi de 1,3 e 3,15% nos machos e nas fêmeas, respetivamente. Também referiram que não se registaram variações sazonais na incidência de hidatidose.

Sharma *et al* (2004) investigaram a prevalência de hidatidose em suínos na cidade de Ludhiana e arredores, no Punjab. Das 236 carcaças de suínos examinadas, 11 (4,66%) foram consideradas positivas para hidatidose. Os quistos hidáticos foram observados principalmente no fígado e nos pulmões, embora o baço, os rins, o coração e os músculos do diafragma também tenham sido afectados. A taxa global de fertilidade dos quistos foi de 44,18%. Foi encontrada uma correlação estatística significativa com o tipo de criação de suínos com a ocorrência da doença, enquanto factores como a idade, o sexo e a raça não tiveram qualquer influência.

b) Zona ocidental da Índia

(Maharashtra, Gujarat, Rajasthan e Goa)

Kulkarni (1984) examinou 3224 carcaças de suínos machos castrados e 213 carcaças de suínos fêmeas para detetar a presença de quistos hidáticos. Referiu que, das 3437 carcaças de suínos examinadas, a prevalência de hidatidose era de 2,44% e que os quistos se encontravam predominantemente no fígado, seguidos dos pulmões e do coração.

Munde (1999) estudou a prevalência da hidatidose em 1400 suínos abatidos no matadouro de Deonar, Mumbai, entre dezembro de 1998 e março de 1999. Observou uma prevalência muito baixa (0,21%) de hidatidose suína. Foram observados mais casos de hidatidose hepática do que de hidatidose pulmonar. Todos os quistos encontrados no estudo foram considerados estéreis.

Gatne (2001) analisou os dados relativos à hidatidose recolhidos das vísceras de 1177 suínos abatidos no matadouro de Deonar, Mumbai, de janeiro a dezembro de 1997, em termos de prevalência, infestação de órgãos e taxa de fertilidade. Foram encontrados quistos hidáticos em 3,14% dos suínos examinados durante este período. Verificou que 78,32% dos suínos tinham apenas um órgão afetado e 21,68% dos suínos tinham vários órgãos afectados. Os órgãos afectados pelos quistos hidáticos foram os pulmões (1,86%), o fígado (1,52%) e o baço (0,42%), e a percentagem de fertilidade representada pelos quistos nestes órgãos foi de 77,5, 86,73 e 66,66, respetivamente.

Pednekar *et al* (2009) estudaram a prevalência e a taxa de fertilidade dos quistos hidáticos em 3888 suínos abatidos no matadouro de Deonar, em Bombaim. Registaram uma prevalência de hidatidose de 0,87% com uma taxa de fertilidade global de 52,78%. Em geral, verificou-se que a taxa de fertilidade era mais elevada nos quistos hepáticos do que nos quistos localizados noutras partes do corpo. Verificou-se que os pulmões e o fígado eram os locais preferidos de predileção. Na maioria dos animais, um único órgão foi predominantemente afetado.

Zona sul da Índia

(Karnataka, Andhra Pradesh, Kerala e Tamilnadu)

Vijayasmitha *et al* (1993) investigaram a incidência de hidatidose em suínos abatidos num matadouro em Bangalore, Karnataka. Analisaram os dados para determinar a incidência de hidatidose por órgão. A incidência global foi de 3,02%, com a maioria dos quistos a ocorrerem no fígado, seguidos dos pulmões e do baço.

Hafeez *et al* (1994) estudaram a taxa de fertilidade dos quistos de hidátide em diferentes espécies de animais abatidos em diferentes matadouros em Andhra Pradesh. A incidência de hidatidose foi de 6,89% nos suínos, com uma taxa de fertilidade de 90%. Os pulmões e o fígado foram os órgãos mais frequentemente afectados.

c) Zona oriental da Índia

(Bihar, Jharkhand, Bengala Ocidental, Orissa, Assam, Sikkim, Manipur, Nagaland, Meghalaya, Arunchal Pradesh, Tripura e Mizoram)

Prasad (1981) registou uma prevalência de hidatidose de 7,6 % em 434 suínos abatidos em Bihar. A distribuição dos quistos hidáticos era de 55,8 % nos pulmões, 37 % no fígado e 70 % nos rins.

Das e Das (1998) registaram uma prevalência de 8% de hidatidose em 105 suínos abatidos em Calcutá. Os quistos hepáticos eram mais comuns do que os quistos pulmonares, e a maioria dos quistos era fértil.

Sarma *et al* (2000) investigaram a incidência de hidatidose e cisticercose suína na cidade de Guwahati, no leste da Índia. A prevalência de quistos de hidátide foi estudada em 279 suínos em diferentes matadouros na área da grande Guwahati. A percentagem global de infestação de quistos hidáticos foi de 1,79%. A fertilidade dos quistos hidáticos foi de 40%. Verificaram também que a incidência de infestação por quistos uniloculares era superior à infestação por quistos múltiplos em todas as espécies. O pulmão e o fígado foram as localizações mais comuns dos quistos hidáticos nos suínos, mas o baço e o rim também foram afectados.

Kumar *et al* (2007) examinaram 400 suínos abatidos em vários matadouros em Patna e arredores, Bihar, para detetar a presença de quistos de hidátide. Verificaram que a prevalência de hidatidose nos suínos era de 8,25%. Os pulmões e o fígado foram os órgãos mais frequentemente infestados com quistos de hidátide. A infestação dos pulmões e do fígado foi de 66,66% e 33,33%, respetivamente.

Deka *et al* (2008) investigaram a prevalência de hidatidose em efectivos pecuários em certos estados do nordeste da Índia. Verificaram que a prevalência em suínos em Assam era de 0,43%. Em Meghalaya, a prevalência de hidatidose em suínos foi de 0,34%.

1.2. Caracterização dos antigénios do líquido hidático (HF)

O fluido hidático (HF) foi estudado em pormenor por muitos investigadores porque é rico em proteínas antigénicas (Chordi e Kagan, 1965). Alguns dos trabalhos anteriores sobre a determinação de proteínas no fluido hidático (HF) e a determinação do peso molecular de antigénios específicos do HF são brevemente descritos nesta secção.

1.2.1. Teor proteico do líquido hidático (HF)

Pauluzzi *et al.* (1972) **efectuaram as** primeiras investigações sobre o teor de proteínas da FA de diferentes hospedeiros e a sua correlação com o título de antigénio. As suas observações mostraram que o título de antigénio se correlacionava positivamente com o teor de proteínas da FH. Verificaram também que a taxa de fertilidade do quisto, a fonte específica do hospedeiro e a fonte específica do órgão da FH variavam tanto no conteúdo de antigénio como de proteínas.

Soulsby (1982) verificou que o líquido hidático tinha uma semelhança notável com o soro do hospedeiro e continha diferentes tipos de proteínas provenientes tanto do parasita como do hospedeiro. O líquido hidático era de cor amarela pálida e continha 17 a 200 mg de proteínas/100 ml.

Gatne (2001) relatou que o conteúdo proteico da FH de suínos variava de 14 a 142 mg%, com uma média de 48,6 mg%. Também se verificou que o teor de proteínas da FH dos quistos do fígado (Av. 58,10 mg%) era o mais elevado, seguido da FH dos quistos do pulmão (Av. 43,67 mg%) e da FH dos quistos esplénicos (Av. 36,42 mg%). O teor de proteína da HF de cistos férteis foi maior (Av. 50,04 16

mg %) do que o teor proteico de HF de quistos estéreis (Av. 45,76 mg %), independentemente dos órgãos envolvidos. As diferenças no teor proteico da FH em relação à localização (pulmão, fígado e baço) e ao tipo (fértil/estéril) do quisto não foram estatisticamente significativas.

Pednekar *et al* (2009) referiram que o teor proteico do líquido hidático obtido a partir de 72 quistos em diferentes órgãos viscerais de suínos variava entre 15 e 163 mg%, com uma média de 47,36 mg%. O teor proteico do fluido hidatiforme de quistos do fígado (18-163 mg%, média de 56,68 mg%) foi o mais elevado, seguido do pulmão (15-145 mg%, média de 51,44 mg%), rim (31-52 mg%, média de 41,0 mg%) e baço (18-32 mg%). O padrão de maior teor de proteínas na FD dos quistos férteis do que na FD dos quistos estéreis nas outras espécies hospedeiras também foi observado nos suínos.

1.2.2. <u>Determinação do peso molecular de antigénios específicos do líquido hidático (HF)</u>

Zvolinskene e Sruoga (1976) detectaram 20 fracções proteicas nos extractos de escólex e 16 na camada germinal do quisto hidático e no líquido hidático, com base na eletroforese em gel de poliacrilamida. Verificaram que o fluido hidatiforme de suínos continha mais fracções proteicas do que o fluido hidatiforme de ovinos.

Craig (1986) analisou complexos de antigénios circulantes precipitados utilizando polietilenoglicol a 3% e submeteu-os a SDS-PAGE e análise de immunoblotting, que revelou um antigénio com um peso molecular de 67 KDa como o antigénio circulante putativo em soros humanos.

Kong *et al* (1989) analisaram os soros de 5 doentes com hidatidose confirmada, 67 doentes com neurocisticercose e 89 casos de outros parasitas por ELISA para níveis específicos de IgG para antigénios de fluido de quisto de *Echinococcus granulosus* (HF) e *Taenia solium* (CF). A SDS-PAGE revelou bandas proteicas comuns de 64, 35, 22 e 7 KDa para HF e CF. A SDS-PAGE/imunoblot mostrou que os soros da hidatidose reagiram de forma cruzada com a FC com bandas de 135, 110, 100, 86, 64, 45, 39, 35, 29 e 24 KDa, enquanto os soros da neurocisticercose reagiram de forma cruzada com a HF com bandas de 135, 100, 86, 52, 39, 35, 29 e 24 KDa. Estes resultados indicam que as bandas de proteínas de 135, 100, 86, 64, 39, 35 e 24 KDa são os principais componentes comuns da HF e da FC. As bandas de proteínas de 7 KDa em HF e 15, 10 e 7 KDa em CF não apresentaram reação cruzada e eram componentes específicos dos respectivos antigénios.

Kanwar *et al* (1992) analisaram o fluido hidático de ovinos, caprinos, suínos e humanos após dissolução por SDS-PAGE em condições redutoras. O estudo revelou pelo menos 15 bandas polipeptídicas discretas de 8-116 KDa. Os polipéptidos de 16, 24, 38, 45 e 58 KDa foram reconhecidos em todos os soros de hidatidose, mas também em muitos soros de doentes com outros tipos de infeção. No entanto, os polipéptidos de 8 e 116 KDa foram reconhecidos por todos os soros de hidatidose, mas não por soros de doentes com cisticercose ou outras infestações parasitárias. Assim, o reconhecimento de antigénios de hidátide de 8 e 116 KDa pelo soro de um doente parece ser um teste específico que confirma o diagnóstico clínico de hidatidose.

Feng *et al* (1993) analisaram o perfil proteico do fluido do quisto e da parede de quistos hidáticos de ratinho utilizando técnicas de SDS-PAGE e de immunoblotting ligado a enzimas. Observaram dois componentes específicos com pesos moleculares de 52 e 38 KDa, o primeiro dos quais foi considerado altamente específico para a hidatidose.

Itagaki *et al* (1994) separaram o fluido de quisto hidático de bovinos (HCFC) e ovinos (HCFS) por SDS-PAGE e fizeram uma imunotransferência para reação com soros de hidatidose unilocular em bovinos e ovinos. A composição dos polipéptidos dominantes diferiu entre HCFC e HCFS. Os polipéptidos de 21, 14 e 8 KDa no HCFC e de 50, 27 e 14 KDa no HCFS foram reconhecidos pela maioria dos soros de hidatidose unilocular em ovinos e bovinos, respetivamente. Estes 5 polipéptidos parecem corresponder a subunidades do antigénio B, que é um dos principais antigénios do fluido do quisto hidático.

Burgu *et al* (2000) determinaram as bandas proteicas do líquido hidático do fígado de ovinos por SDS-PAGE e Western blotting. Verificaram que a banda proteica específica para a doença hidática em ovinos era de 116 KDa, ao passo que as bandas proteicas específicas para a doença hidática em humanos foram determinadas como sendo de 68 e 8 KDa.

Gatne (2001) referiu que a análise SDS-PAGE da HF suína concentrada revelou apenas cinco bandas que variam entre 23 e 64 KDa. Os pesos moleculares das três bandas restantes eram 56, 44 e 30 KDa. O autor observou que a FH de suíno é a menos adulterada com proteínas do hospedeiro e é uma boa fonte de antigénio para imunodiagnóstico.

Sabry (2007) identificou os antigénios do fluido do quisto hidático fértil (FHCFA) como fracções de proteínas de diagnóstico específicas utilizando a técnica de transferência de blot de imuno-electro ligado a enzimas (EITB). O autor referiu que as tiras longitudinais coradas com Ponceau e manchadas com antigénio FHCFA fraccionado apresentavam 12 fracções proteicas identificadas a partir da curva padrão de peso molecular como bandas de 105, 79, 62, 49, 38, 28, 24, 21, 18, 8 e 2 KDa acima de 105 KDa.

Luka *et al* (2009) analisaram as características antigénicas do fluido do quisto hidático em ovinos e caprinos utilizando SDS-PAGE. O fluido cístico de ovinos apresentou 8 bandas proteicas específicas de 16, 24, 36, 52, 66, 96, 118 e 150 KDa, enquanto o fluido cístico de caprinos apresentou 4 bandas proteicas específicas de 45, 52, 100 e 118 KDa.

1.3. Impacto económico da hidatidose na produção de suínos

A infestação grave por quistos em animais domésticos tem um enorme impacto económico na produção de carne. A perda económica devida à infestação por hidátides em animais domésticos em cada país refere-se à condenação de órgãos, principalmente fígados e pulmões, e mesmo estes dados são frequentemente incompletos. Por conseguinte, as perdas económicas devidas a infestações por hidátides em animais domésticos têm sido, até agora, insuficientemente estimadas.

Thompson e Smyth (1975) referiram que as perdas anuais resultantes da condenação de miudezas infestadas de bovinos, ovinos, suínos e equídeos só no Reino Unido, onde a hidatidose era considerada uma doença menor, totalizavam aproximadamente 70 000 libras. Em situações mais endémicas, estas perdas eram muito superiores às estimadas.

Vassalos *et al* (1984) registaram uma perda de 20 milhões de dólares americanos por ano em animais infestados de hidátide abatidos na Grécia. Referiram também que, para além da sua importância económica, a doença representa uma grande ameaça para os seres humanos e é responsável por doenças graves que requerem tratamento cirúrgico.

ththKulkarni (1984) examinou 3224 carcaças de suínos machos castrados e 213 carcaças de suínos fêmeas para detetar a presença de quistos de hidátide, entre 16 de agosto e 15 de outubro de 1983, em Maharashtra. Segundo este autor, das 3437 carcaças de suínos examinadas, foram condenados 70 fígados, 27 pulmões e 2 corações de suínos abatidos devido à infestação por hidátide, o que resultou numa perda económica de 632 euros.

Czovek (1985) relatou perdas de 224,5 toneladas de fígado de suíno devido à hidatidose em quatro anos (197275), que foram reduzidas muitas vezes (3-5 toneladas de fígado) na Hungria em 1980-83 através da aplicação de programas de controlo que consistiam principalmente no tratamento regular dos cães e na educação do público.

Iqbal *et al* (1989) registaram uma perda de 3 65 297 Rs. devido à condenação de miudezas infestadas em animais abatidos no matadouro de Faisalabad. Não especificaram os parâmetros para medir a perda económica e não foram específicos quanto às espécies de animais nos seus estudos.

Cruz *et al* (1993) analisaram suínos abatidos no México entre janeiro de 1987 e dezembro de 1991. A taxa mensal de rejeição de carcaças variou de 0 a 12,3 por 1000 suínos abatidos. O índice sazonal oscilou entre 0,5 e 1,8 %.

Munde (1999) investigou as perdas económicas devidas à deslocação de órgãos viscerais causada pela hidatidose em suínos abatidos no matadouro de Deonar, Mumbai, entre dezembro de 1998 e março de 1999. Dos 1400 suínos observados, 3 deram positivo para hidatidose no fígado. A confiscação de fígados totalizou 62,50 euros. A perda devida ao confisco de carne de porco de qualidade inferior foi estimada em 12680 euros.

Torgerson *et al.* (2000) afirmaram que uma análise custo-benefício realizada antes de iniciar um programa de controlo de uma doença parasitária deveria incluir estimativas das perdas económicas atribuíveis à doença. O impacto económico desta doença, que é causada pela fase larvar da ténia canina *Echinococcus granulosus,* foi avaliado no Uruguai. As estimativas de custos foram efectuadas com base em dados sobre a incidência da doença nos seres humanos e nos animais. O custo mínimo estimado (2,9 milhões de dólares/ano) baseou-se no custo da apreensão das miudezas infectadas e no custo real da hospitalização dos casos humanos. A estimativa do custo máximo (22,1 milhões de dólares/ano) incluía também as perdas de produção resultantes da redução da eficiência do efetivo pecuário e a perda de rendimento das pessoas doentes devido à doença.

Torgerson *et al* (2001) avaliaram os custos económicos da equinococose quística (EC) no País de Gales, Inglaterra. Os custos foram estimados com base em inquéritos recentemente publicados sobre a doença em ovinos nativos na zona altamente endémica do sul e do centro do País de Gales. Não estavam disponíveis dados relevantes e actualizados sobre os 20

No entanto, assumiu-se que estes animais tinham uma prevalência mais baixa, de acordo com os dados históricos, e não foram incluídos na análise económica. O custo da doença nos seres humanos baseou-se em casos publicados de seres humanos tratados cirurgicamente e no custo da cirurgia estimado a partir dos registos hospitalares, bem como no custo dos procedimentos que cada doente recebeu durante o tratamento. Os resultados mostraram que os doentes tratados tinham alguma morbilidade a longo prazo causada pela própria doença, pelo seu tratamento ou por ambos. Embora não tenham sido calculados valores monetários exactos para esta redução da qualidade de vida, os resultados mostraram que o impacto económico da EC humana é maior do que apenas o custo do tratamento. Todos os anos, a EC no País de Gales custou à economia do Reino Unido mais de 1 milhão de dólares.

Theodoropoulos *et al* (2002) investigaram a rejeição de órgãos no matadouro devido à infestação por parasitas em bovinos, ovinos e suínos e o seu impacto económico na região de Trikala, na Grécia. A prevalência de parasitas responsáveis pela rejeição de órgãos comercializáveis foi baixa (0,26%). Os parasitas foram responsáveis por 22% do total de órgãos condenados e o seu custo anual ascendeu a 292 euros. Os parasitas que mais frequentemente contribuíram para a rejeição de órgãos comercializáveis foram os quistos hidáticos (26%) e o *Dicrocoelium dendriticum* (26%).

Torgerson (2003) salientou que a equinococose quística (EC) tem uma série de impactos económicos significativos. O impacto mais tangível é o custo do tratamento médico dispendioso dos casos humanos. Cada caso confirmado de EC tem sido associado a despesas de vários milhares de dólares. Há provas de que os doentes tratados para a EC nunca recuperam totalmente e têm uma qualidade de vida significativa e permanentemente diminuída. Além disso, na maioria dos relatórios, entre 1 e 2% dos casos de EC foram fatais. A morte destes indivíduos significou a perda do potencial rendimento económico das suas vidas. No caso da equinococose alveolar, a taxa de mortalidade era muito mais elevada. Além disso, a perda foi também atribuída à devolução de miudezas comestíveis de animais de criação. Dependendo da legislação local, isto resultou na perda de todo o órgão ou de parte dele (desclassificação da porção comestível). O autor utilizou uma técnica analítica como a análise de Monte Carlo, em que as variáveis foram variadas aleatoriamente juntamente com as distribuições de frequência.

Budke *et al.* (2005) tentaram quantificar as perdas económicas devidas a *Echinococcus multilocularis* e *E. granulosus* no condado de Shiqu, Sichuan, República Popular da China, e também

ilustraram a relação custo-eficácia da profilaxia anti-helmíntica em cães em combinação com um programa de vacinação para ovinos e caprinos. Avaliaram as perdas humanas associadas aos custos de tratamento e às perdas de rendimento devidas à morbilidade e à mortalidade, bem como as perdas de produção animal devidas à infestação por *E. granulosus*. As perdas humanas e animais combinadas anuais (nível de confiança de 95%) foram estimadas em 218 676 dólares americanos quando se consideraram apenas as perdas relacionadas com o fígado em ovinos, caprinos e iaques. Este valor corresponde a cerca de 3,47 dólares americanos por pessoa por ano ou 1,4% do produto interno bruto per capita. No entanto, as perdas anuais totais poderiam ascender a quase 1 000 000 de dólares americanos se se considerassem perdas adicionais na pecuária. Para evitar as perdas causadas pela equinococose quística, foi proposta uma profilaxia anti-helmíntica semestral para cães, em conjunto com um programa de vacinação para ovinos e caprinos.

Budke *et al* (2006) investigaram a equinococose quística (EC), uma doença parasitária zoonótica emergente a nível mundial. Os dados sobre a incidência da EC em seres humanos e a prevalência em animais de criação foram retirados da literatura publicada e das bases de dados do Gabinete Internacional de Epizootias. Os anos de vida ajustados pela incapacidade (DALY) e as perdas monetárias devidas à EC nos seres humanos e nos animais foram calculados com base nos casos registados em seres humanos e animais. Foram também avaliados valores alternativos, que pressupõem uma subnotificação significativa. Com base nos factos comunicados, o peso humano estimado da doença foi de 285 407 (intervalo de confiança [IC] de 95%) DALYs ou uma perda anual de 193 529 740 dólares (IC de 95%). Se também se considerar a subnotificação, este montante aumenta para 1 009 662 (IC 95%) DALYs ou 763 980 979 dólares (IC 95%). Além disso, estimou-se uma perda anual na produção pecuária de, pelo menos, 141 605 195 dólares (95% CI) e, possivelmente, até 2 190 132 464 dólares (95% CI). Esta avaliação inicial demonstra a necessidade de aumentar a vigilância e o controlo global da EC.

Jibat *et al* (2008) realizaram um estudo de dezembro de 2005 a junho de 2006 para determinar a taxa de órgãos e carcaças descartados e a perda financeira anual associada no matadouro HELMEX na Nigéria. Dos 2688 ovinos e caprinos examinados, foram condenados 1347 (50,1 %) fígados, 1153 (42,9 %) pulmões, 214 (7,9 %) corações, 184 (6,8 %) rins, 105 (6,5 %) cérebros e 188 (7 %) carcaças. A principal causa de condenação foram os parasitas (48,6%). A taxa de condenação devido à hidatidose foi mais elevada nos pulmões (3,3% nos ovinos e 2,7% nos caprinos) do que no fígado (0,9% nos ovinos e 1,7% nos caprinos). Tanto nos ovinos como nos caprinos, foram condenados significativamente mais fígados, rins e pulmões em adultos do que em animais jovens ($p<0,05$). A perda financeira anual total devida à condenação de órgãos e carcaças foi estimada em 2,7 milhões de Birr etíopes (312 555 USD).

Regassa *et al* (2010) realizaram um estudo transversal de dezembro de 2008 a março de 2009 para avaliar a situação da hidatidose em bovinos abatidos no matadouro municipal de Hawassa, na Nigéria. Do total de 632 bovinos examinados visualmente e manualmente (palpação e incisão), 333 (52,69%) tinham quistos hidáticos. Das 530 vísceras com quistos hidáticos, a maioria (52,83%) estava localizada nos pulmões, seguida do fígado (34,15%), baço (9,06%), coração (3,39%) e rim (0,56%). Tendo em conta o resultado, a perda económica anual total devida ao desperdício de órgãos e à perda de peso da carcaça devido à hidatidose bovina no matadouro municipal de Hawassa foi estimada em 1 791 625,89 Birr etíopes (ETB; 1 USD = 12,93 ETB).

Benner *et al* (2010) estimaram as perdas económicas totais devidas à equinococose quística (EC) em seres humanos e animais em Espanha em 2005, com base em dados sobre a incidência anual de EC provenientes de registos de vigilância e de matadouros e em dados sobre o tratamento relacionado com a EC e as perdas de produtividade (em seres humanos e animais) provenientes da literatura científica. Os custos directos estavam relacionados com o diagnóstico, o tratamento cirúrgico ou quimioterapêutico, os cuidados médicos e a hospitalização em seres humanos e a utilização de resíduos de matadouros em animais (ovinos, caprinos, bovinos e suínos). Os custos indirectos incluem a perda de produtividade nos seres humanos e a redução do crescimento, da fertilidade e da produção de leite nos animais. Foi utilizado o método do hipercubo latino para representar a incerteza dos parâmetros de entrada. A perda económica total devida à EC nos seres humanos e nos animais foi estimada em 148 964 534 euros (IC 95%). As perdas relacionadas com os seres humanos foram estimadas em 133 416 601 euros (IC 95%) e as perdas relacionadas com os animais em 15 532 242 euros (IC 95%).

3. MATERIAIS E MÉTODOS

O presente estudo foi realizado para determinar a prevalência da hidatidose em suínos, a caraterização antigénica do líquido hidático e o seu impacto económico na produção de suínos. Os métodos de recolha e processamento de amostras são descritos neste capítulo.

3.1. Inquérito

De fevereiro de 2010 a maio de 2010, foi realizado um estudo sobre a prevalência da hidatidose no matadouro de Deonar, em Mumbai, no qual foram sistematicamente analisadas 4025 carcaças de suínos para a deteção de quistos de hidátide. Os suínos vivos foram trazidos para abate de diferentes partes de Maharashtra e Gujarat. Durante a inspeção post-mortem, as vísceras foram observadas, palpadas e incisadas para a deteção de vermes da bexiga.

As vísceras infestadas foram separadas das carcaças para determinar o tamanho e o número de quistos hidáticos. Os quistos hidáticos intactos foram recuperados juntamente com os órgãos das carcaças infestadas. Foram colocados em sacos de polietileno com gelo e arrefecidos para posterior processamento no laboratório. O número mensal de carcaças de suínos observadas é apresentado no quadro 3.1.

Quadro 3.1 Número de carcaças de suínos analisadas por mês

mês	fevereiro	março	abril	maio	No total
Número de carcaças de suínos analisadas	203	1512	1757	553	**4025**

3.2. Recolha de material

No laboratório, os órgãos foram cuidadosamente limpos com água destilada e a superfície do quisto hidático foi esfregada com um cotonete embebido em álcool a 70 % para descontaminar a superfície. O diâmetro do quisto hidático foi medido com um compasso de calibre e registado. O líquido hidático (HF) de cada quisto foi aspirado assepticamente com uma seringa e uma agulha estéreis e recolhido num frasco de vidro estéril. O volume do líquido recolhido foi registado. Os quistos supurativos e calcificados, caracterizados pela ausência ou pequena quantidade de líquido e/ou pela sua turvação, não foram incluídos no estudo.

3.3. Preparação do líquido hidático e do tecido do órgão hospedeiro

3.3.1. Tratamento do fluido hidatiforme (HF)

O HF de cada quisto foi processado separadamente. O fluido foi primeiro centrifugado a 5000 rpm durante 15 minutos para remover partículas grosseiras, tais como protoscolices, cápsulas de cria e fragmentos de membrana. O sedimento foi então analisado para detetar a presença de protoscolices sob a objetiva de baixa luminosidade de um microscópio composto. A presença de protoscolices viáveis no fluido hidático foi considerada um quisto fértil e a sua ausência um quisto estéril. Foram anotados os quistos férteis e estéreis encontrados em diferentes órgãos. O sobrenadante foi imediatamente congelado a -20 *℃* após adição de azida de sódio (0,01%) como conservante (Varela-Diaz e Coltorti, 1974).

3.3.2. Processamento de tecidos do hospedeiro

Tecidos aparentemente saudáveis de fígado, pulmão, baço e rim de suínos não infectados foram obtidos no matadouro de Deonar, Mumbai. Cerca de 15 g de cada órgão foram triturados num almofariz e pilão e misturados com 30 ml de solução salina tamponada com fosfato (PBS). ^{0}O material finamente triturado foi esmagado num homogeneizador de vidro a 4 C. O homogenato foi sonicado quatro vezes num sonicador a 20 kHz, 1 mA durante 60 segundos num banho de gelo. ^{0}O homogenato foi então centrifugado a 9000 rpm durante 30 minutos numa centrifugadora refrigerada e o sobrenadante foi recolhido e imediatamente congelado a -20 C após adição de azida de sódio (0,01%) como conservante, de acordo com o método descrito por Dhanalakshmi *et al.* (2005) com ligeiras modificações.

3.4. Caracterização dos antigénios do fluido hidático (HF) e do tecido hospedeiro

3.4.1. Determinação das proteínas do líquido hidático (HF)

Os fluidos hidatiformes obtidos a partir de 55 quistos e tecidos de órgãos de suínos foram submetidos a uma estimativa das proteínas. ^{TM}A determinação quantitativa do teor de proteínas do fluido hidático foi efectuada de acordo com o método de Lowry modificado por Hartree (1972), utilizando o kit de estimativa de proteínas GeNei (Cat. KT-18). A densidade ótica (D.O.) das amostras foi medida utilizando um espetrofotómetro UV (modelo: Pharma Spec UV-1700, Shimadzu Corporation, Japão).

Componentes do kit

1. Solução-mãe de BSA (5 mg/vial),
2. Reagentes analíticos:
   (a) Solução I: Solução de sulfato de cobre
   (b) Solução II: éster alcalino do ácido tartárico
   (c) Solução III: Reagente de Folin-Ciocalteau

Padrão e reagentes:

(i) Proteína padrão:

Um frasco contendo 5 mg de BSA foi reconstituído com 1 ml de água destilada para obter 5 mg/ml. 0,1 ml desta solução foi diluído com 0,9 ml de água destilada para obter 0,5 mg/ml e utilizado imediatamente.

(ii) Reagente complexante:

Foram adicionados 100 volumes de solução II a um volume de solução I e utilizados imediatamente.

(iii) Reagente de Folin-Ciocalteau:

A solução III foi utilizada diretamente

<u>Procedimento</u>

1. Adicionou-se ao tubo de ensaio um padrão de BSA 0,5 mg/ml, amostras e água destilada, de acordo com o protocolo apresentado no quadro seguinte, e o volume foi ajustado para 0,2 ml. A gama de BSA foi de 0,05 a 0,4 mg/ml.

2. Foram adicionados 2 ml de reagente complexante, bem misturados e incubados durante 10 minutos à temperatura ambiente.

3. Em seguida, adicionou-se 0,2 ml de reagente de Folin-Ciocalteau a cada tubo e incubou-se durante 30 minutos.

4. O colorímetro foi colocado em zero com um valor em branco e a densidade ótica (DO) das proteínas padrão foi medida a 660 nm.

5. O gráfico foi traçado com a densidade ótica no eixo Y contra a concentração de proteínas no eixo X para obter uma curva de calibração padrão.

6. A densidade ótica da amostra desconhecida foi verificada para determinar a concentração proteica da proteína, utilizando a curva padrão traçada acima.

Protocolo de ensaio

Sl. Não.	Horas/amostra Montante em gl	Água em gl	Concentração da amostra (mg/ml)	Medição da DO a 660 nm
1	0 (Vazio)	200	0	0.000
2	20	180	0.05	0.071
3	40	160	0.1	0.127
4	80	120	0.2	0.237
5	120	80	0.3	0.295
6	160	40	0.4	0.360
7	"V"	200-V		

3.4.2. Diálise e concentração do fluido hidático (HF) e do fluido do tecido hospedeiro para a produção de antigénios

O HF de quistos férteis encontrados em diferentes órgãos de suínos foi dialisado e concentrado separadamente. Os tubos de diálise (Hi-Media) foram cortados em comprimentos adequados e os pedaços de tubo cortados foram mantidos em solução quente de bicarbonato de sódio a 2 % e EDTA durante 10 minutos. Os tubos de diálise foram depois cuidadosamente lavados em água destilada.

^{0}O líquido hidático de quistos férteis no fígado, pulmão, baço e rim foi dialisado separadamente em cinco vezes o seu volume com água destilada a 4 C. A diálise foi continuada durante 48 horas, sendo a água mudada a intervalos de 8 horas entre as três primeiras mudanças e de 12 horas entre as duas últimas mudanças. A diálise foi continuada durante 48 horas, sendo a água mudada 8 horas entre as três primeiras mudanças e 12 horas entre as duas últimas mudanças.

Após a diálise, as amostras de HF foram concentradas nos mesmos tubos de diálise utilizando o método de perevaporação descrito por Hamm (1966). ^{0}Os tubos foram suspensos à temperatura de refrigeração (4-7 C) durante 5 a 7 dias até o conteúdo ficar reduzido a um décimo do volume original ou viscoso. ^{0}O conteúdo foi então transferido para frascos de vidro estéreis e armazenado à temperatura de congelação (-20 C), sendo posteriormente utilizado como antigénio RF bruto em SDS-PAGE.

O fluido dos tecidos do hospedeiro foi também dialisado e concentrado de forma semelhante para cada órgão (fígado, pulmão, baço e rim) e utilizado como antigénio.

3.4.3. Eletroforese em gel de poliacrilamida com dodecil sulfato de sódio (SDS-PAGE) de antigénios do líquido hidático (HF) e do tecido hospedeiro

Os pesos moleculares das fracções proteicas electroforéticas das amostras concentradas de HF de suíno foram analisados utilizando o método de eletroforese em gel tubular de poliacrilamida, tal como descrito por Laemmli (1970) e Gatne (2001), com algumas modificações.

Os pormenores dos reagentes utilizados constam da lista do anexo (i).

Procedimento:

O gel foi polimerizado em tubos de vidro cilíndricos com um comprimento de 13 cm e um diâmetro interior de 0,5 cm. Os tubos de vidro e a rolha de borracha foram limpos com água destilada e secos na estufa. Os tubos de vidro foram fechados no fundo com uma rolha de borracha e colocados verticalmente na câmara de eletroforese, utilizando um nível de bolha de ar. O gel de separação (gel de dissolução) foi adicionado de cima para baixo até à marca de 2 cm, utilizando uma pipeta Pasteur. Após 2 minutos, foi cuidadosamente coberto com algumas gotas de isopropanol. Os tubos foram então mantidos à temperatura ambiente e o gel foi deixado a polimerizar durante 45 minutos. Antes de verter o gel de empilhamento, o isopropanol e o gel não polimerizado foram removidos por inclinação e a superfície do gel foi lavada com água destilada, utilizando uma pipeta Pasteur e inclinando-a. O excesso de líquido foi eliminado por um pano. O excesso de líquido foi removido com um pedaço de papel de filtro, tendo o cuidado de não tocar na superfície do gel. Verteu-se o gel de empilhamento até à marca de 5 mm acima do gel de separação e deixou-se polimerizar sem perturbações durante 30 minutos. As eventuais bolhas de ar foram removidas com uma pipeta Pasteur. As rolhas de borracha no fundo dos tubos foram retiradas e o espaço foi preenchido com ágar nobre a 3%.

A preparação foi colocada na câmara de eletroforese e o tampão do elétrodo foi adicionado às câmaras inferior e superior até à marca. A HF concentrada de quistos férteis porcinos de fígado, pulmão e baço e o tampão de amostra foram misturados numa proporção adequada (1:1) em tubos Effendorp e aquecidos em água a ferver durante 5 minutos para desnaturar as proteínas. Foram adicionados aproximadamente 200 ųi da mistura de amostras a cada tubo e um tubo contendo um marcador de proteína padrão com um amplo espetro de 3,5 a 205 KDa foi adicionado usando uma micropipeta. As ligações do ânodo e do cátodo foram corretamente efectuadas. A unidade de eletroforese funcionou com uma corrente constante de 26 mA. A eletroforese foi interrompida quando o corante marcador (azul de bromofenol) atingiu o fundo do gel, o que demorou cerca de 4 a 5 horas.

No final da corrida, os tubos de gel foram retirados do conjunto de eléctrodos e os moldes de gel foram removidos do tubo com uma ligeira pressão a partir de cima, utilizando uma seringa e uma agulha, e recolhidos em placas de Petri separadas contendo a coloração. A coloração foi efectuada durante 6 horas à temperatura ambiente. Após a coloração, o gel foi imerso numa solução de descoloração até que o fundo se tornasse claro.

A mobilidade relativa (Rf) e os pesos moleculares das fracções de proteínas desconhecidas foram determinados utilizando o sistema de documentação Biovis Gel 1D (Expert Vision Labs Pvt. Ltd.). Em primeiro lugar, todos os tubos de gel foram dispostos uniformemente com o tubo de gel padrão do lado esquerdo na plataforma do sistema. Em seguida, os tubos de gel foram captados e processados utilizando a câmara e comparados com o tubo de gel padrão que contém bandas de proteínas de peso molecular conhecido e a sua mobilidade relativa (Rf). ^{TM}O tubo de gel padrão foi executado com marcadores de peso molecular de proteína de 20 ųi para SDS-PAGE variando de 3,5 KDa a 205 KDa (GeNei , Cat. No. 105975). Os valores Rf e os pesos moleculares de fracções de proteínas desconhecidas foram determinados automaticamente pelo sistema utilizando o software Biovis gel incorporado, por comparação com os valores predefinidos. O método manual para calcular o peso molecular de proteínas desconhecidas foi descrito por Shapiro *et al.* (1967), traçando um gráfico entre os pesos moleculares dos marcadores proteicos e a sua mobilidade relativa (Rf) num papel gráfico semilogarítmico. O valor Rf foi calculado da seguinte forma:

Distância percorrida pelos marcadores de proteínas

Rf= --

Distância percorrida com a tinta de rastreio

3.5. Determinação do prejuízo económico

O número total de animais observados durante o estudo foi tido em conta ao determinar o impacto económico da hidatidose na produção de carne de suíno. A estimativa foi efectuada tendo em conta a prevalência da hidatidose nos suínos, o número de suínos abatidos por dia no matadouro e o peso dos órgãos perdidos devido à infestação por hidatidose, através da pesagem das partes condenadas dos órgãos infestados. Em seguida, o custo foi calculado tendo em conta os preços de mercado em vigor para cada tipo de órgão por kg (Anwar, 1994).

Fórmula:

Perda económica estimada (em ') = peso total dos órgãos condenados em kg X respetivo preço dos órgãos por kg

3.5.1. Perda económica anual prevista:

O número total de carcaças analisadas foi dividido pelo número diário de suínos abatidos no matadouro para determinar o número de dias necessários para o abate. As perdas diárias foram calculadas dividindo a perda económica estimada pelo número de dias necessários para o abate dos suínos analisados.

Perda económica anual projectada (em ') = Perda diária X 365.

3.6. Análise estatística

Os dados obtidos no presente estudo foram analisados estatisticamente utilizando o pacote de software Web Agri Statistical Package (WASP) desenvolvido pelo complexo de investigação do ICAR em Goa.

4. RESULTADOS E DISCUSSÃO

4.1. Investigação da hidatidose em suínos

Têm sido realizados inquéritos regulares em diferentes partes da Índia. Estes inquéritos forneceram informações consideráveis sobre a evolução dos padrões epidemiológicos influenciados pela mudança do cenário da urbanização.

Como se pode ver na literatura citada, os relatórios de inquéritos de todos os estados da Índia são publicados a intervalos regulares. Embora nenhuma parte do país esteja relativamente livre de hidatidose, a prevalência em cada estado parece ser geograficamente desigual.

A análise dos dados obtidos no presente estudo está relacionada com as conclusões dos estudos efectuados periodicamente por vários trabalhadores em Maharashtra e revelou que a prevalência da hidatidose tem vindo a diminuir gradualmente nas últimas duas décadas (Kulkarni, 1984; Munde, 1999; Gatne, 2001 e Pednekar, 2008). Tal deve-se à sensibilização do público para o aspeto zoonótico da doença, à desparasitação frequente dos hospedeiros finais, à redução da população de cães vadios e ao número crescente de matadouros geridos cientificamente, com instalações de eliminação adequadas para a carne/ovos confiscados.

4.1.1. Prevalência de hidatidose em suínos

No presente estudo, 55 dos 4025 suínos testados foram afectados pela hidatidose, o que corresponde a uma prevalência global de 1,37%. Dos 55 suínos testados positivos para a hidatidose, 87,27% das carcaças apresentavam infestação de um único órgão e 12,72% das carcaças apresentavam infestação de múltiplos órgãos. Dos casos com infestação de múltiplos órgãos, quatro animais tinham quistos no fígado e nos pulmões, dois animais tinham quistos no fígado, nos pulmões e no baço, e o animal restante tinha quistos no fígado, nos pulmões, no baço, no rim e no mesentério (Quadros 4.1 e 4.2). A prevalência mensal de hidatidose em suínos é apresentada graficamente na Fig. 4.1.

Os resultados do presente estudo estão de acordo com os de Gatne (2001) e Pednekar (2008), que registaram uma percentagem muito baixa de infestações de múltiplos órgãos em suínos com infestações por hidátides de 21,68% e 6,25%, respetivamente.

4.1.2. <u>Localização e distribuição de quistos hidáticos em suínos</u>

Os órgãos afectados por quistos hidáticos em todas as carcaças de suínos examinadas foram o fígado (0,84 %), os pulmões (0,50 %), o baço (0,20 %), o rim (0,025 %) e o mesentério (0,1 %). O fígado e os pulmões revelaram ser as localizações preferenciais dos quistos hidáticos. Outros órgãos afectados, por ordem decrescente de ocorrência de quistos hidáticos, foram o baço, o mesentério e o rim. Estes resultados estão, em geral, de acordo com as observações registadas por Vijayasmitha *et al.* (1993); Das e Das (1998); Munde (1999); Sarma *et al.* (2000); Gatne (2001) e Pednekar (2008). A maioria dos autores reconheceu uma taxa de infestação comparativamente baixa noutros órgãos, com exceção de Singh *et al.* (1988), que referiram uma taxa de prevalência mais elevada de hidatidose no baço dos suínos (Quadro 4.3 e Fig. 4.2).

A ocorrência de hidatidose foi mais frequente no fígado do que nos pulmões. Vijayasmitha *et al.* (1993), Varma (1990) e Das e Das (1998) encontraram uma tendência semelhante em suínos, nomeadamente uma percentagem mais elevada de hidatidose hepática do que de hidatidose pulmonar. No entanto, Munde (1999), Gatne (2001) e Pednekar (2008) registaram uma percentagem mais elevada de hidatidose pulmonar do que de hidatidose hepática.

Embora não exista uma explicação precisa na literatura para a maior prevalência de infestação nos tecidos pulmonares e hepáticos, Chandler e Read (1961) descobriram que, depois de entrar no corpo do hospedeiro, os estádios infecciosos podem detetar diferenças mínimas no ambiente bioquímico em diferentes órgãos que determinam a especificidade/preferência do órgão. Além disso, o fígado e os pulmões podem atuar como filtros para as oncosferas em migração, não permitindo que se espalhem para diferentes partes do corpo ao ficarem presas em pequenos vasos, levando ao desenvolvimento de quistos nestes locais. Nas infestações por hidatidose, os pulmões e o fígado são mais afectados, o que pode dever-se à maior necessidade de oxigénio durante o desenvolvimento das oncosferas em quistos de hidatidose. No entanto, mais estudos sobre as necessidades bioquímicas das oncosferas *em relação aos* factores microclimáticos nestes órgãos poderiam explicar a distribuição desigual dos quistos hidáticos no corpo no futuro.

4.1.3. <u>Taxa de fertilidade de quistos hidáticos em suínos</u>

No presente estudo, dos 529 quistos hidáticos recolhidos de 55 suínos com hidatidose positiva, verificou-se que 408 quistos eram férteis, com uma taxa de fertilidade de 77,12%. A maioria dos quistos férteis foi encontrada nos rins (100 %) e no baço (91,48 %), seguidos do fígado (76,59 %) e dos pulmões (75,93 %). Todos os cistos encontrados no mesentério eram estéreis (Tabela 4.3 e Fig. 4.3).

Deka e Gaur (1998) e Gatne (2001) encontraram uma tendência semelhante para o fígado e o pulmão, mas não para o baço, embora os valores reais das taxas de fertilidade comunicados por estes autores não coincidam. Varma (1990) e Varma e Malviya (1992) comunicaram uma taxa de fertilidade elevada de 90% e 100%, respetivamente. Sarma *et al.* (2000) e Pednekar (2008) referiram uma baixa taxa de fertilidade de 40% e 52,78%, respetivamente. As razões para as diferenças na taxa de fertilidade dos quistos hidáticos em diferentes órgãos viscerais não foram encontradas na literatura analisada.

Além disso, a taxa de fecundidade dos quistos hidáticos pode refletir a ligação evolutiva do parasita com um hospedeiro intermediário. A elevada taxa de fecundidade dos quistos hidáticos sugere que os suínos actuam como um importante hospedeiro intermediário para a propagação do parasita na natureza.

4.1.4. Intensidade da infestação por hidátides em vários órgãos de suínos

No presente estudo, a intensidade da infestação hidática foi avaliada com base no número e no tamanho dos quistos hidáticos em diferentes órgãos viscerais. Em geral, a intensidade dos quistos hidáticos foi mais elevada no fígado (34), seguida do pulmão (20), baço (8), mesentério (4) e rim (1). A intensidade numérica de quistos hidáticos por órgão na infestação de órgãos multicísticos foi mais elevada no pulmão (2-300), seguida do fígado (2-53), baço (2-35) e rim (5). A intensidade do tamanho dos quistos hidáticos foi mais elevada no mesentério (6-12,5 cm), seguida do fígado (1-5,42 cm), baço (0,7-6,24 cm), pulmão (0,27-4,53 cm) e rim (2-3,5 cm). O volume de líquido hidático por quisto foi maior no mesentério (30-250 ml), seguido do fígado (0,7-50 ml), baço (0,5-4 ml), pulmão (0,2-25 ml) e rim (2-3,5 ml) (Tabela 4.4 e Fig. 4.4).

A comparação mostra, portanto, que os parâmetros para medir a intensidade da infestação por hidátide são inversamente proporcionais em termos de número e tamanho. No presente estudo, a intensidade numérica da doença hidática foi mais elevada no fígado e nos pulmões. Isto pode ser atribuído ao facto de estes órgãos serem moles e terem um maior fornecimento de sangue do que outros órgãos. Por conseguinte, as oncosferas localizam-se facilmente nestes tecidos e crescem mais rapidamente, uma vez que estão bem nutridas. Em contrapartida, a intensidade do tamanho dos quistos hidáticos no baço e no mesentério foi elevada, uma vez que estes têm uma grande área de superfície e estão localizados na cavidade abdominal. Por conseguinte, contêm uma grande quantidade de líquido no interior do quisto.

As observações sobre a localização dos quistos hidáticos em relação à intensidade dos quistos férteis e estéreis nos órgãos dos suínos revelaram um quadro complexo. Embora o presente estudo tenha encontrado mais animais com quistos no fígado e nos pulmões, foram mais frequentes os quistos múltiplos e os quistos férteis no baço. Estas diferenças na taxa de fertilidade e na intensidade dos quistos hidáticos relatadas por vários investigadores não podem ser explicadas pelo estado atual dos conhecimentos sobre a biologia do *Echinococcus granulosus.*

4.2. Antigénios do líquido hidático

O líquido hidático (HF) foi analisado quanto ao conteúdo proteico dos quistos estéreis e férteis, bem como quanto às diferentes fracções proteicas dos quistos férteis, a fim de determinar as diferentes fracções proteicas no líquido hidático fértil.

4.2.1. Teor proteico do líquido hidático

O teor proteico do líquido hidático (HF) de 44 quistos (38 quistos férteis e 6 quistos estéreis) de suínos variou entre 41,9 - 367,4 mg% com um valor médio de 105,26 mg%. O teor proteico da FH dos quistos pulmonares (média de 138,85 mg%) foi o mais elevado, seguido da FH dos quistos hepáticos (média de 121,2 mg%), dos quistos do baço (média de 87,9 mg%) e dos rins (média de 73,1 mg%) (Quadro 4.5 e Fig. 4.5).

Os dados relativos ao teor de proteínas do fluido hidático nos diferentes órgãos foram submetidos a uma análise estatística; os resultados da análise são apresentados no Quadro 4.5 (a).

Os resultados da análise mostraram que o teor de proteínas do fluido hidático nos diferentes órgãos diferia significativamente (P<0,01).

O teor proteico da FH de quistos férteis foi mais elevado (média de 135,4 mg%) do que o teor proteico da FH de quistos estéreis (média de 124,65 mg%), independentemente dos órgãos envolvidos na infeção (Quadro 4.5 e Fig. 4.5). No entanto, a análise estatística do teor de proteínas entre quistos hidáticos estéreis e férteis não revelou qualquer diferença significativa entre eles e é apresentada na Tabela 4.5(b).

Estes resultados estão em geral de acordo com as observações de Gatne *et al.* (1990), Gatne (2001) e Pednekar (2008). No entanto, Bandhopadhyay e Basu (1997) encontraram um teor mais elevado de proteínas na FG de quistos estéreis do que em quistos férteis em bovinos. Os autores levantaram a hipótese de que o teor mais baixo de proteínas da FH do quisto fértil poderia dever-se às necessidades nutricionais adicionais dos protoscolículos para o seu crescimento e desenvolvimento.

O teor proteico da FA em suínos foi referido por vários investigadores como variando entre 14 e 163 mg%, com uma média de 48 mg% (Gatne, 2001 e Pednekar, 2008). Esta grande variação no teor proteico da FH pode ser atribuída a componentes do hospedeiro e a prováveis diferenças de estirpes de *Echinococcus granulosus* em diferentes áreas geográficas (Thompson *et al.*, 1995 e Kamenetzky *et al.*, 2000). No entanto, não foi estabelecida uma relação precisa entre a composição bioquímica da FH e o fator hospedeiro ou a estirpe do parasita.

4.2.2. Eletroforese de hidátidos em gel de poliacrilamida com dodecil sulfato de sódio (SDS-PAGE)

Fluido (HF) de vários órgãos de suínos.

Chordi e Kagan (1965) foram os primeiros a identificar e caraterizar os componentes antigénicos do líquido hidático de ovinos por imunoeletroforese. Desde então, o líquido hidático tem sido objeto de interesse para a investigação. Muitos investigadores analisaram os componentes antigénicos do líquido hidático utilizando vários métodos.

No presente estudo, as amostras concentradas de HF de quistos férteis de diferentes órgãos de suínos foram submetidas separadamente a uma eletroforese em gel de poliacrilamida com dodecil sulfato de sódio (SDS-PAGE) para determinar o número de bandas proteicas e os seus pesos moleculares.

A análise SDS-PAGE do fluido hidatiforme concentrado do fígado revelou 12 fracções proteicas com um peso molecular entre 3,36 e 108,83 KDa. O peso molecular destes componentes proteicos era de 108,83, 100,22, 88,74, 77,63, 72,97, 67,22, 60,77, 45,70, 34,22, 23,45, 14,84 e 3,36 KDa com mobilidade crescente, enquanto os tecidos dos órgãos apresentavam 13 fracções proteicas que variavam entre 3.0 a 130,36 KDa com pesos moleculares de 130,36, 115,65, 102,74, 95,20, 87,31, 81,58, 63,99, 56,10, 6,77, 39,95, 28,11, 17,0 e 3,0 KDa [Tabela 4.7(a) e 4.7(b)].

Foi detectado um total de 9 fracções de proteínas com pesos moleculares entre 2,64 e 133,24 KDa na HF concentrada do pulmão. Os pesos moleculares destas bandas proteicas eram 133,24, 128,58, 103,81, 90,18, 41,04, 36,02, 31,7, 21,29 e 2,64 KDa com mobilidade crescente, e os tecidos dos órgãos tinham 8 fracções proteicas que variavam entre 3,0 e 130,36 KDa com pesos moleculares de 99,51, 88,03, 71,17, 57,54, 46,41, 34,93, 26,68 e 17,36 KDa [Tabela 4.7(a) e 4.7(b)].

O líquido hidático concentrado do baço continha 10 fracções proteicas com um peso molecular entre 25,97 e 130,36 KDa. Os pesos moleculares destes componentes proteicos eram de 130,72, 125,70, 113,51, 107,04, 102,02, 92,33, 80,49, 66,86, 32,79 e 25,97 KDa com mobilidade crescente, e o tecido do órgão continha 12 fracções proteicas que variavam entre 14.48 a 140,4 KDa com pesos moleculares de 140,4, 128,58, 113,15, 100,22, 94,13, 81,93, 67,22, 62,92, 58,61, 32,06, 24,18 e 14,48 KDa [Tabela 4.7(a) e 4.7(b)].

Foi detectado um total de 12 fracções de proteínas com pesos moleculares entre 2,64 e 107,76 KDa na HF concentrada dos rins. Os pesos moleculares destas bandas proteicas eram 107,76, 105,61, 97,72, 89,47, 84,81, 71,88, 64,35, 58,25, 36,72, 29,54, 9,45 e 2,64 KDa com mobilidade crescente [Tabelas 4.7(a) e 4.7(b)].

A análise comparativa dos padrões de bandas dos antigénios RF concentrados de quistos férteis e dos respectivos tecidos de órgãos revelou que havia muito poucos antigénios comuns entre as proteínas do hospedeiro e as proteínas do parasita, sugerindo que o fluido hidático dos suínos estava menos contaminado por proteínas do hospedeiro. Resultados semelhantes foram encontrados por Gatne (2001).

Uma análise mais aprofundada dos padrões de bandas dos antigénios concentrados de HF de quistos férteis de diferentes órgãos revelou cinco fracções comuns com pesos moleculares de 100, 66, 36, 25 e 3 KDa. As fracções proteicas com um peso molecular de 42 KDa eram comuns no HF do fígado e do pulmão, 72 KDa no fígado e no rim e 82 KDa no baço e no rim.

No presente estudo, o padrão de bandas de proteínas do fluido hidático porcino revelou 9 a 12 componentes de diferentes órgãos com pesos moleculares que variam entre 2,64 e 133,24 KDa. Vários investigadores fraccionaram os antigénios do fluido hidatiforme porcino e registaram 5 a 18 componentes com pesos moleculares que variam entre 2 e 135 KDa, utilizando a técnica de transferência de transferência imunológica ligada a enzimas (EITB) (Sabry, 2007) e SDS-PAGE (Craig, 1986; Kong *et al*, 1989; Kanwar *et al*, 1992; Itagaki *et al*, 1994; Gatne, 2001 e Luka *et al*, 2009). O padrão de bandas de proteínas observado no presente estudo é consistente com as observações de Kong et *al.* (1989), que registaram 11 bandas com pesos moleculares entre 7 e 135 KDa, enquanto Kanwar *et al.* (1992) registaram 15 bandas com pesos moleculares entre 8 e 116 KDa e Sabry (2007) registou 12 bandas com pesos moleculares entre 2 e 105 KDa. No entanto, Gatne (2001) observou apenas 5 bandas com pesos moleculares entre 23 e 64 KDa, e Zvolinskene e Sruoga (1976) mostraram 20 fracções de proteínas em extractos de Scolex e 16 na camada germinal do quisto hidático e no fluido hidático com base na eletroforese em gel de poliacrilamida.

Os padrões electroforéticos do líquido hidático de diferentes órgãos revelaram grandes diferenças no número de fracções proteicas e nos seus pesos moleculares. Estas grandes diferenças são principalmente atribuídas à incorporação de proteínas do hospedeiro no fluido hidático. Soulsby (1982) registou a presença de imunoglobulinas e outras proteínas do hospedeiro no fluido hidático obtido de diferentes animais. Afirmou ainda que as grandes diferenças no padrão electroforético do fluido hidatiforme poderiam também dever-se a diferenças de estirpes do parasita em diferentes animais infestados. Raina e Singh (1997) identificaram cinco de oito fracções como componentes do hospedeiro na FH de búfalos.

4.3. Perdas económicas

No presente estudo, um total de 13,87 kg de fígado, 4,66 kg de pulmão, 0,87 kg de baço e 0,2 kg de rim foram condenados devido a hidatidose em suínos, correspondendo a uma perda de 1109,6 euros, 93,2 euros, 26,1 euros e 20 euros, respetivamente. A perda económica total na produção de carne de suíno foi estimada em 1248,9 euros. Considerando a taxa de abate diária (100 animais/dia), a perda diária foi calculada determinando primeiro o número de dias necessários para abater 4025 suínos observados neste estudo. Em seguida, a perda estimada para 4025 suínos foi dividida pelo número de dias necessários para o seu abate, a fim de obter as perdas diárias. Verificou-se que este valor era de 31,22 euros. Com base neste valor, a perda anual foi estimada em 11396,10 ' (Quadro 4.6 e Fig. 4.6). Verificou-se que o desperdício de fígado é a principal causa de perdas económicas no comércio de carne.

Os resultados são coerentes com o estudo de Kulkarni (1984) e Munde (1999), embora os valores efectivos não correspondam devido a alterações nos preços de mercado prevalecentes. Além disso, não estimaram as perdas anuais previstas a nível regional. Tal teria fornecido informações sobre o impacto socioeconómico da hidatidose nos suinicultores economicamente pobres das zonas marginais.

No presente estudo, não foram tidas em conta as perdas económicas sob a forma de custos de tratamento para os seres humanos. No entanto, muitos investigadores (Torgerson *et al.*, 2000; Budke *et al.*, 2006 e Benner *et al.*, 2010) observaram graves perdas económicas para os seres humanos sob a forma de perdas de produção devido à menor eficiência do gado e ao menor rendimento das pessoas que estão doentes em consequência da doença.

Quadro 4.1: Pormenores dos órgãos afectados pela hidatidose detectados durante a inspeção post mortem do suíno

Carcaça

Sr. Não	Porco Não.	Órgãos afectados e tipo de infestação				Peso dos órgãos utilizados (em kg)				Fertilidade dos quistos hidáticos			
		Fígado	Pulmão	Baço	Outros	Fígado	Pulmão	Baço	Outros	Fígado	Pulmão	Baço	Outros
1	P1	MC (16)	MC (35)	-	-	0.99	0.52	-	-	F	F	-	-
2	P2	MC (13)	MC (2)	-	-	1.12	0.11	-	-	F	F	-	-
3	P3	SC	-	-	-	0.18	-	-	-	S	-	-	-

4	P4	SC	-	-	-	0.13	-	-	-	S	-	-	-
5	P5	SC	-	-	-	0.10	-	-	-	S	-	-	-
6	P6	-	SC	-	-	-	0.09	-	-	-	F	-	-
7	P7	-	SC	-	-	-	0.05	-	-	-	S	-	-
8	P8	SC	-	-	-	0.10	-	-	-	F	-	-	-
9	P9	-	SC	-	-	-	0.08			-	S	-	-
10	P10	SC	-	-	-	0.09	-	-	-	S	-	-	-
11	P11	-	-	SC	-	-	-	0.24	-	-	-	F	-
12	P12	SC	-	-	-	0.05	-	-	-	S	-	-	-
13	P13	SC	-	-	-	0.42	-	-	-	F	-	-	-
14	P14	-	SC	-	-	-	0.05	-	-	-	S	-	-
15	P15	MC(3)	-	-	-	0.15	-	-	-	S	-	-	-
16	P16	SC	-	-	-	0.12	-	-	-	S	-	-	-
Para continuar...													
17	P17	MC (9)	-	-	-	0.59	-	-	-	S	-	-	-
18	P18	SC	-	-	-	0.17	-	-	-	S	-	-	-
19	P19	MC (2)	-	-	-	0.69	-	-	-	F	-	-	-
20	P20	SC	-	-	-	0.10	-	-	-	S	-	-	-
21	P21	SC	-	-	-	0.03	-	-	-	S	-	-	-
22	P22	-	-	SC	-	-	-	0.05	-	-	-	F	-
23	P23	-	MC (2)	-	-	-	0.05	-	-	-	F	-	-
24	P24	SC	-	-	-	0.09	-	-	-	S	-	-	-
25	P25	MC (85)	MC (>300)	MC (35)	-	1.37	0.75	0.11	-	F	F	F	-
26	P26	-	MC (2)	-	-	-	0.5	-	-	-	F	-	-
27	P27	SC	-	-	-	0.11	-	-	-	F	-	-	-
28	P28	-	SC	-	-	-	0.09	-	-	-	S	-	-
29	P29	-	-	-	SC (mulher)	-	-	-	-	-	-	-	S
30	P30	-	-	-	SC (mulher)	-	-	-	-	-	-	-	S
31	P31	-	-	-	SC (mulher)	-	-	-	-	-	-	-	S
32	P32	-	SC	-	-	-	0.07	-	-	-	S	-	-
33	P33	MC (4)	MC (8)	-	-	0.64	0.42	-	-	F	F	-	-

34	P34	- -	MC (2)	- -	- -	- -	0.07	- -			S		
35	P35	- -	- -	MC (2)	- -	- -	0.21	- -				F	
36	P36	- -	- -	SC	- -	- -	- -	0.12				F	
37	P37	MC (5)	- -	- -	- -	0.21	- -	- -		S			
38	P38	SC	- -	- -	- -	0.06	- -			S			
39	P39	MC (11)	- -	- -	- -	0.76	- -			S			

40	P40	MC (25)	- -	- -	- -	0.70	- -			F			
41	P41	MC (45)	- -	- -	- -	0.80	- -			F			
42	P42	MC (23)	- -	- -	- -	0.42	- -			S			
43	P43	MC (45)	MC (16)	MC(35)	MC(5) SC(1)	1.08	0.45	0.18	0.18	F	F	F	F(Kd) S (Ms)
44	P44	MC (53)	MC (42)	MC(11)	- -	1.05	0.46	0.12		F	F	F	
45	P45	MC (7)	MC (56)	- -	- -	0.18	0.42			F	F		
46	P46	- -	SC	- -	- -	- -	0.08				F		
47	P47	- -	MC (2)	- -	- -	- -	0.11				S		
48	P48	- -	MC (2)	- -	- -	- -	0.09				S		
49	P49	MC (2)	- -	- -	- -	0.15	- -			F			
50	P50	- -	- -	SC	- -	- -	- -	0.05				S	
51	P51	MC (73)	- -	- -	- -	1.02	- -			F			
52	P52	MC (2)	- -	- -	- -	0.11	- -			S			
53	P53	SC	- -	- -	- -	0.04	- -			S			
54	P54	SC	- -	- -	- -	0.05	- -			S			
55	P55	- -	SC	- -	- -	- -	0.04				S		

Nota: SC- Quisto único, MC- Quistos múltiplos, F- Fértil, S- Estéril Os números entre parêntesis indicam o número de quistos.

Quadro 4.2: Número mensal de carcaças testadas para deteção de hidatidose em suínos.

Sr. Não.	mês	Número de carcaças de suínos analisadas	Número de carcaças afectadas	Envolvimento de um único órgão	Envolvimento de vários organismos
1	fevereiro	203	7 (3.45%)	5	2
2	março	1512	20 (1.32%)	19	1
3	abril	1757	23 (1.31%)	19	4
4	maio	553	5 (0.90%)	5	NIL
1	**total**	**4025**	**55 (1.37%)[a]**	**48 (87.27%)[b]**	**7 (12.72%)[c]**

Nota: a - indica a prevalência global em suínos.
b e c - indicam a percentagem de casos afectados

Quadro 4.3: Prevalência relacionada com os órgãos de quistos hidáticos estéreis e férteis em suínos

Órgão	Número de órgãos afectados por quistos hidáticos	Número de quistos analisados	Cisto hidático estéril	Cisto hidático fértil
Fígado	34 (0.84%)	205	48 (23.41%)	157 (76.59%)
Pulmão	20 (0.50%)	270	65 (24.07%)	205 (75.93%)
Baço	8 (0.20%)	47	4 (8.51%)	43 (91.48%)
Rim	1 (0.025%)	3	0	3 (100%)
Mesentério	4 (0.1%)	4	4 (100%)	0
No total	**67**	**529**	**121 (22.87%)**	**408 (77.12%)**

Nota: Os números entre parêntesis indicam a percentagem.

Tabela 4.4: Intensidade relacionada com os órgãos dos quistos hidáticos encontrados em suínos

Órgão	Número de órgãos com diferentes tipos de envolvimento cístico		Tamanho (diâmetro) dos quistos em cm.		Volume de fluido no quisto individual em ml	
	Quisto único	Quistos múltiplos	Quisto único	Quistos múltiplos	Quisto único	Quistos múltiplos
Fígado	16	18 (2-53)*	1.2-5.42 (média 3,25)	1-4.1 (Avg. 3.0)	1.5-50 (média 14,95)	0.7-40 (Média 1,26)
Pulmão	8	12 (2-300)*	0.75-4.53 (Média 2,31)	0.27-3.2 (Média 1,10)	1.0-25 (Média 6,34)	0.2-15 (Avg. 0,27)
Baço	4	4 (2-35)*	2.45-6.24 (nota média 3,87)	0.7-3.0 (Média 2,10)	6-100 (Avg. 28,0)	0.5-4 (Avg. 0,83)
Rim	O	1 (5)*	NIL	2-3.5 (nota média 2,66)	NIL	15-25 (Avg. 20)
Mesentério	4	0	6.0-12.5 (Avg. 9,0)	NIL	30-250 (valor médio 180)	NIL
No total	**32**	**35**	**2.60-7.17 (nota média 4,61)**	**0.99-3.24 (Média 2,22)**	**1.0 - 250 (valor médio 57,32)**	**0,2 - 40 (valor médio 5,59)**

* indica o número médio de quistos hidáticos por órgão afetado para vários tipos de envolvimento multicístico de órgãos

Quadro 4.5 (a): Teor de proteínas relacionadas com os órgãos do líquido hidático de quistos estéreis e férteis e de tecidos de órgãos de suínos.

Sr. Não.	Órgão	Tipo de quisto	Número de amostras HF	Intervalo do teor proteico do líquido hidático (mg%)	Teor de proteínas orgânicas de HF (mg%)	Teor de proteínas relacionadas com os órgãos do fluido tecidular (mg%)
1	Fígado	Fértil	17	94-138 (127.4)	94-224.1 (121.2)	302.32
		Estéril	3	43.4-224.1 (115)		
2	Pulmão	Fértil	12	90.3-367.4 (143.4)	62.6-367.4 (138.85)	203.75
		Estéril	3	62.6-228.9 (134.3)		
3	Baço	Fértil	6	41.9-150.9 (87.9)	87.9	230.86
		Estéril	NIL	NIL		
4	Rim	Fértil	3	61.7-91.7 (73.1)	73.1	293.37
		Estéril	NIL	NIL		
No total		Fértil	38	41,9-367,4 (135,4) Fígado e pulmões	41.9-367.4 (105.26)	203.75-302.32 (257.58)
		Estéril	6	43,4-228,9 (124,65) Fígado e pulmões		

Nota: Os valores em pais hesis mostram a média.

Quadro 4.5 (b): Análise de variância para o teor proteico do líquido hidático entre os diferentes órgãos afectados

Origem do desvio	Grau de liberdade	Soma dos quadrados	Soma média dos quadrados	F cal
Tratamentos	3	5392.794	1797.598	61852.829**
Erro	4	0.112	0.020	-
No total	7	-	-	-

*** - Significativo ao nível de significância de 1% e 5% CD (0,01) = 0,788 CD (0,05) = 0,472*

Quadro 4.5(c): Análise de variância para o teor de proteínas entre quistos hidáticos estéreis e férteis

Origem do desvio	Grau de liberdade	Soma dos quadrados	Soma média dos quadrados	F cal
Tratamentos	1	115.565	115.565	0,734NS
Erro	2	314.245	157.125	-
No total	3	-	-	-

NS = Não significativo

Quadro 4.6: Perdas económicas devidas a quistos hidáticos em suínos

Sr. Não.	Órgão	Taxa por unidade kg (')	Peso aproximado de 4025 órgãos saudáveis (kg)	Peso dos órgãos condenados (em kg)	% de perda de peso	Perda económica estimada (')	Perda económica anual projectada (')*
1.	Fígado	80/kg	3018.75	13.87	0.46	1109.6	10,125
2.	Pulmão	20/kg	2515.62	4.66	0.19	93.2	850.45
3.	Baço	30/kg	805	0.87	0.11	26.1	238.16
4.	Rim	100/kg	483	0.2	0.04	20	182.5
No total						1248.9	11396.1

Nota: O peso médio do fígado, pulmão, baço e rim foi considerado como sendo de 0,75 kg, 0,625 kg, 0,20 kg e 0,12 kg, respetivamente

*Calculado com base na taxa diária de abate de suínos no matadouro de Deonar, Mumbai.

Quadro 4.7 (a): Mobilidade relativa (Rf) e peso molecular (KDa) das fracções proteicas dos antigénios do líquido hidático (HF) encontrados em diferentes órgãos de suínos

Sr. Não.	HFA do fígado		HFA do pulmão		HFA do baço		HFA do rim	
	Valor Rf	Peso molecular (KDa)	Valor Rf	Peso molecular (KDa)	Valor Rf	Peso molecular (KDa)	Valor Rf	Peso molecular (KDa)
1	0.222	108.832	0.074	133.237	0.089	130.717	0.229	107.762
2	0.275	100.22	0.102	128.576	0.12	125.695	0.242	105.605
3	0.344	88.742	0.253	103.81	0.194	113.509	0.29	97.717
4	0.412	77.627	0.336	90.175	0.233	107.037	0.34	89.467

5	0.44	72.967	0.634	41.037	0.264	102.015	0.368	84.807
6	0.475	67.22	0.664	36.014	0.322	92.332	0.447	71.88
7	0.514	60.765	0.691	31.7	0.394	80.492	0.492	64.354
8	0.606	45.697	0.754	21.293	0.477	66.857	0.529	58.245
9	0.675	34.22	0.867	2.636	0.684	32.787	0.66	36.723
10	0.741	23.45	-	-	0.725	25.969	0.704	29.543
11	0.793	14.838	-	-	-	-	0.826	9.453
12	0.863	3.36	-	-	-	-	0.867	2.636

Nota: HFA - Antigénio do líquido hidático
KDa - Kilo-Dalton

Quadro 4.7 (b): Mobilidade relativa (Rf) e peso molecular (KDa) de fracções proteicas de tecidos hospedeiros encontradas em diferentes órgãos de suínos

Sr. Não.	Antigénio do tecido hospedeiro de rio		Antigénio do tecido hospedeiro do pulmão		Antigénio do tecido hospedeiro do baço	
	fValor R	Peso molecular (KDa)	Valor Rf	Peso molecular (KDa)	Valor Rf	Peso molecular (KDa)
1	0.092	130.355	0.279	99.512	0.031	140.4
2	0.181	115.65	0.349	88.034	0.102	128.576
3	0.259	102.739	0.451	71.172	0.196	113.147
4	0.305	95.197	0.534	57.537	0.275	100.22
5	0.353	87.31	0.601	46.405	0.312	94.127
6	0.388	81.579	0.671	34.928	0.386	81.925
7	0.495	63.992	0.721	26.678	0.475	67.22
8	0.542	56.104	0.778	17.357	0.501	62.922
9	0.599	46.767	-	-	0.527	58.607
10	0.641	39.95	-	-	0.688	32.062

11	0.712	28.11	-	-	0.736	24.175
12	0.78	16.995	-	-	0.795	14.475
13	0.865	2.998	-	-	-	-

Nota: KDa - Kilo Dalton

Figura 4.1: Prevalência mensal de hidatidose em suínos abatidos no matadouro de Deonar, Mumbai

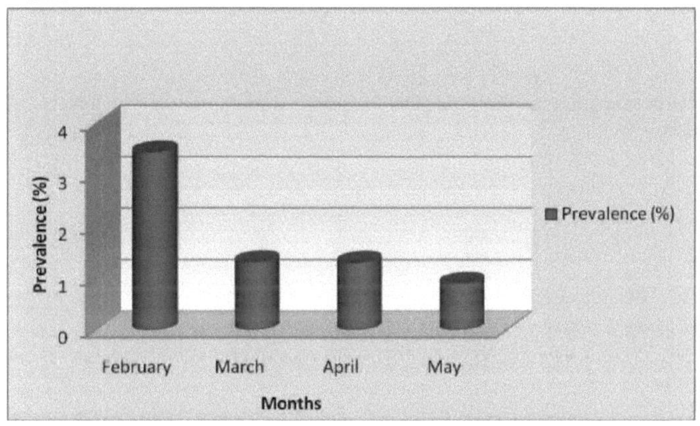

Figura 4.2: Prevalência da hidatidose em suínos relacionada com os órgãos

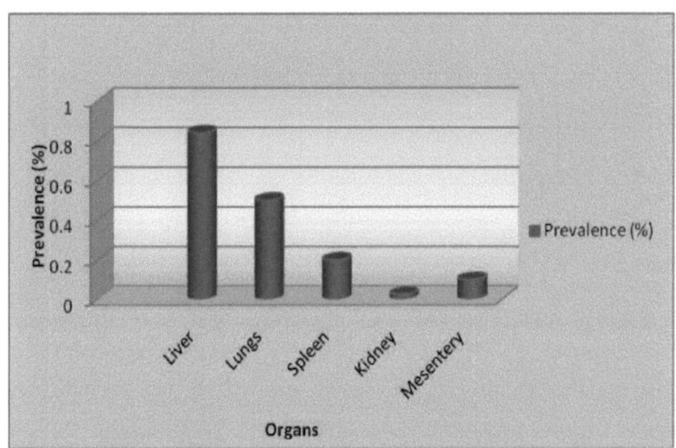

Figura 4.3: Prevalência relacionada com os órgãos de quistos hidáticos estéreis e férteis encontrados em suínos

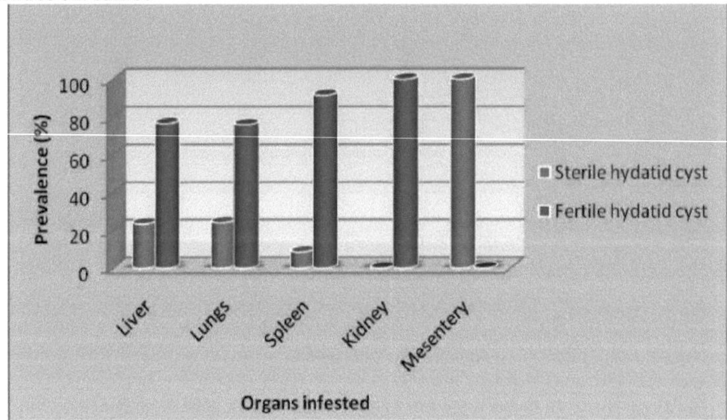

Figura 4.4: Número de órgãos com diferentes tipos de infestação cística obtidos de suínos

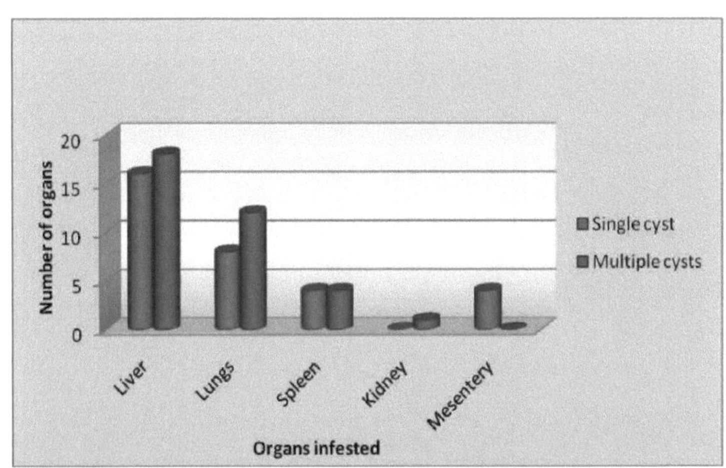

Figura 4.5: Teor de proteínas relacionadas com os órgãos no fluido hidático de quistos estéreis e férteis de suínos

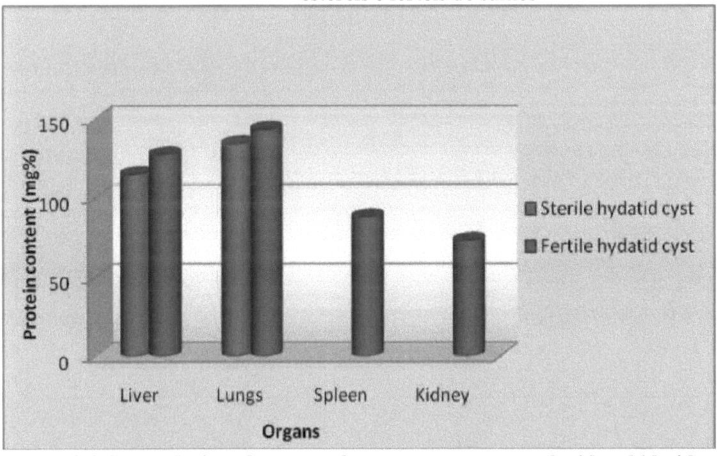

Figura 4.6: Peso relacionado com os órgãos que morreram devido a hidatidose em suínos.

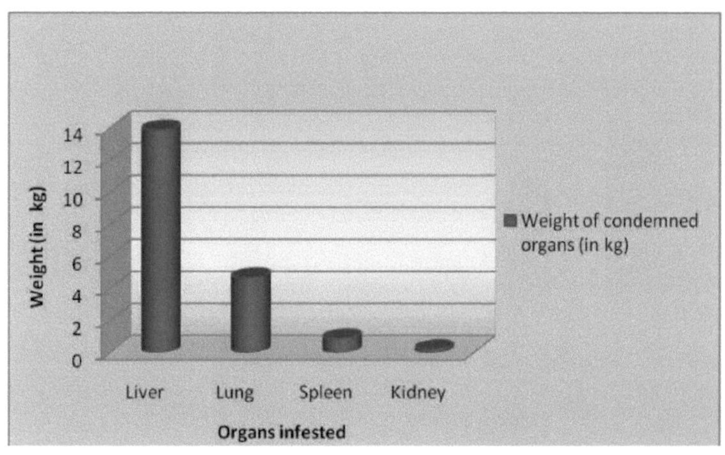

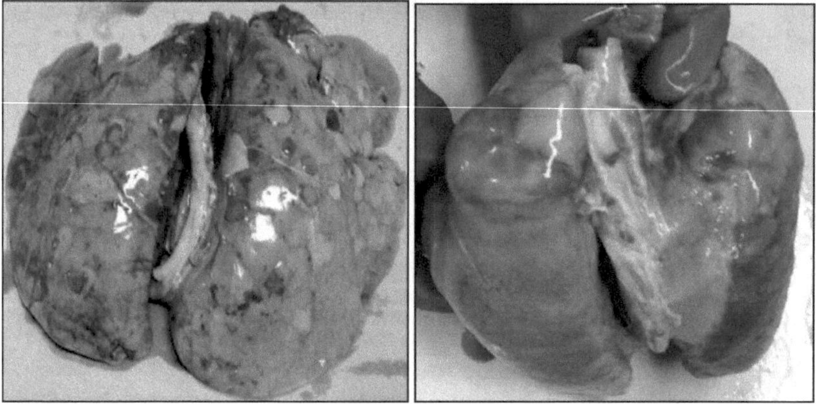

Placa 1: Pulmão de um porco com quistos hidáticos múltiplos

Placa 2: Pulmão de um porco com cisto hidático único

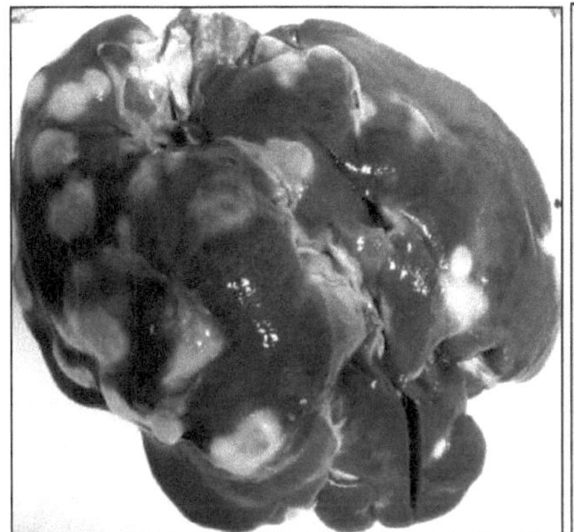
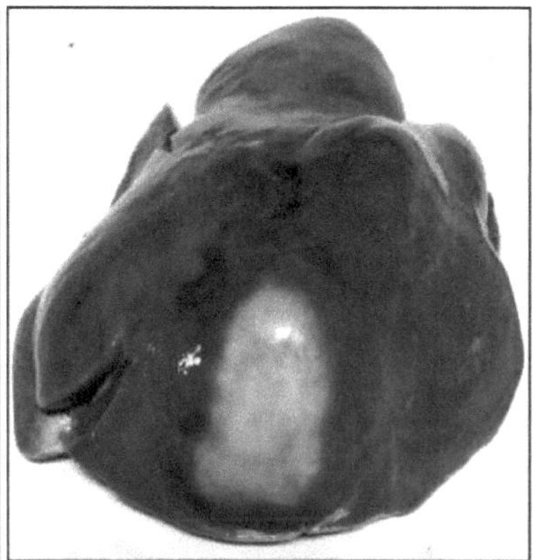

Prato 3: Fígado de porco com
quistos hidáticos múltiplos
Placa 4: Fígado de um porco com um único quisto hidático

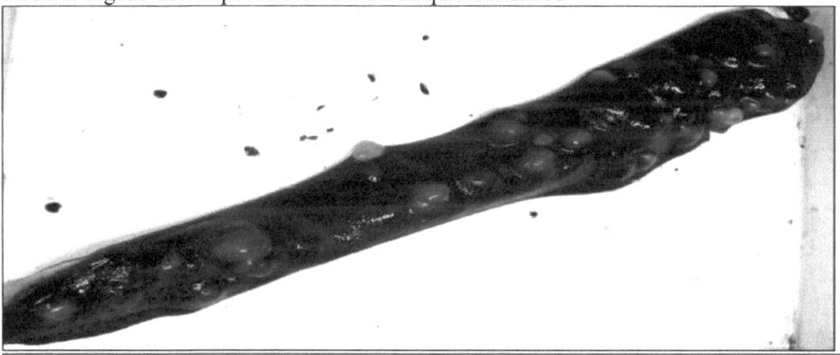
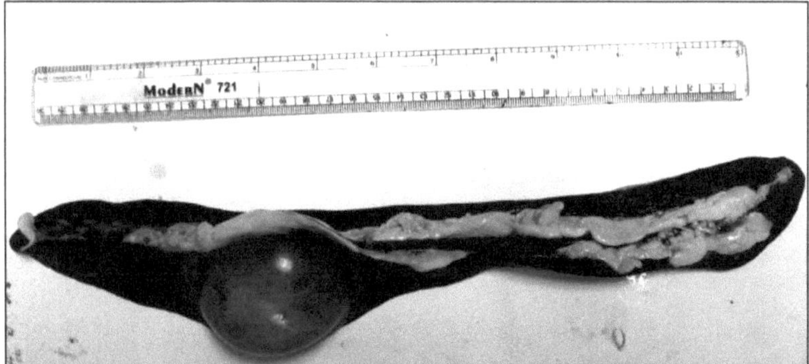

Prato 5: Baço de porco com
quistos hidáticos múltiplos
Placa 6: Baço de um porco com um único quisto hidático

Placa 7: Rins de um porco com múltiplos quistos hidáticos
Placa 8. vista microscópica com protoscolices em

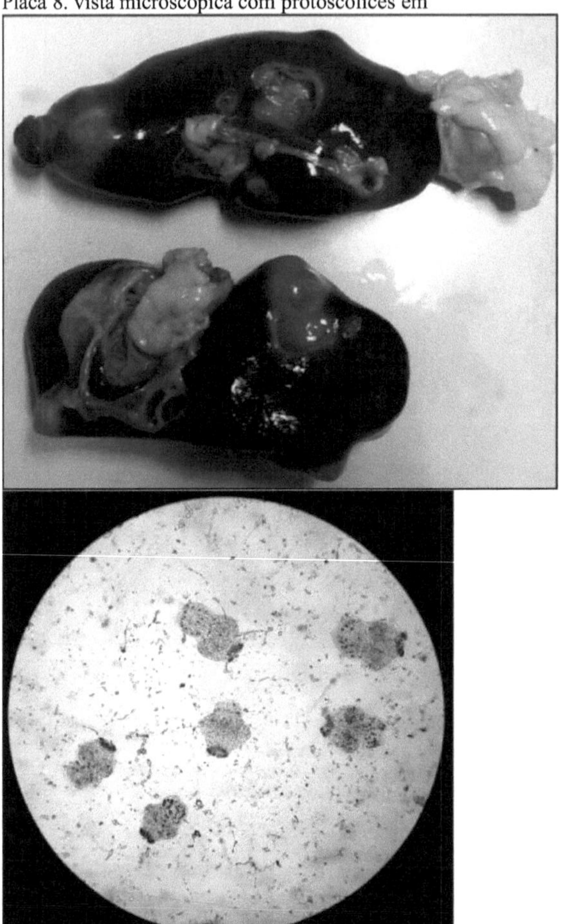

Quadro 9: Padrões de fracionamento SDS-PAGE do tecido dos órgãos e da HF concentrada de quistos férteis encontrados em vários órgãos viscerais de suínos.

Pista 1: Marcador de proteínas
Pista 2: Tecido hepático
Pista 3: HF fértil do fígado
Pista 4: Tecido pulmonar
Pista 5: HF fértil dos pulmões
Pista 6: Tecido do baço

Faixa 7: HF fértil do baço
Track 8: HF fértil do rim
Marcações:
A B C D E F G H
I
Miosina, músculo de coelho (205 KDa)
Fosforilase b (97,4 KDa)
Albumina de soro de bovino (66 KDa)
Ovalbumina (43 KDa)
Anidrase carbónica (29 Kda)
Inibidor de tripsina de sementes de soja (20,1KDa)
Lisozima (14,3 KDa)
Aprotinina (6,5 KDa)
Insulina [cadeias a- e в] (3 KDa)

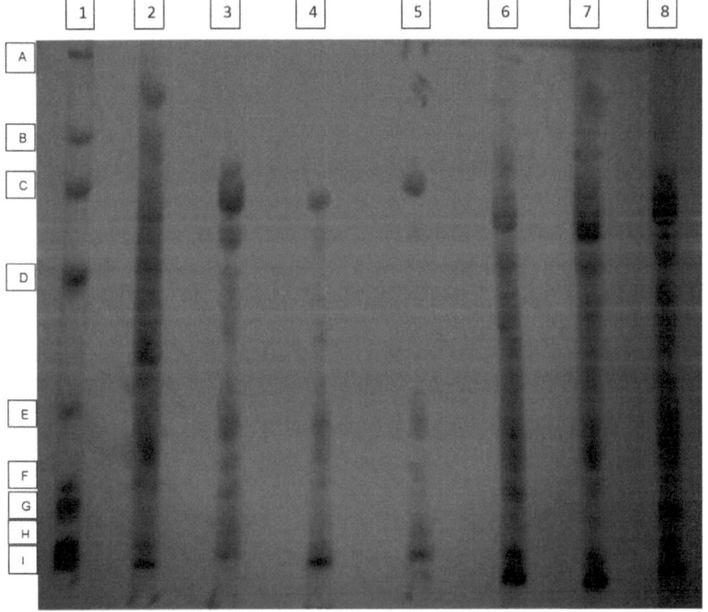

5. RESUMO E CONCLUSÕES

A equinococose/hidatidose é uma infeção zoonótica causada por espécies de cestodes do género *Echinococcus.* O ciclo de vida destes parasitas envolve dois hospedeiros mamíferos. O céstode adulto habita o intestino delgado de um carnívoro (hospedeiro definitivo) e produz ovos que contêm oncosferas infecciosas. Os segmentos de cestode que contêm ovos (proglótides) ou os ovos livres são libertados no ambiente a partir do trato digestivo do carnívoro. Após a ingestão oral dos ovos por um animal hospedeiro intermediário, desenvolve-se uma fase larvar, o metacestode, nos órgãos internos. O metacestode maduro (cisto hidático) produz geralmente numerosos protosculos, cada um dos quais pode desenvolver-se num cestode adulto após ingestão por um hospedeiro definitivo adequado. Os ovos são também ingeridos inadvertidamente por seres humanos e outros hospedeiros anómalos que não desempenham qualquer papel no ciclo natural. A penetração de metacestodes em vários órgãos (especialmente fígado e pulmões) de hospedeiros intermediários ou anormais pode levar a doenças graves e mesmo fatais (equinococose) e a perdas económicas. Muitos estudos epidemiológicos mostraram a ocorrência ou o reaparecimento de infestações em regiões onde anteriormente estavam ausentes ou apenas presentes em menor grau.

Por conseguinte, o presente trabalho de investigação sobre estudos de prevalência, caraterização antigénica de quistos hidáticos e impacto económico na produção de suínos foi planeado para determinar a taxa de prevalência existente de hidatidose em suínos, o impacto económico na produção de suínos devido à eliminação de órgãos comestíveis e a caraterização antigénica do fluido hidático de quistos férteis em diferentes órgãos para determinar as diferentes fracções proteicas.

Um exame das vísceras de suínos abatidos durante a inspeção post mortem no matadouro de Deonar, Mumbai, revelou uma prevalência de hidatidose em suínos de 1,37%. Em geral, a prevalência da hidatidose em suínos diminuiu nas últimas décadas.

Em geral, um único órgão foi predominantemente afetado. As hidátides ocorreram principalmente no fígado, seguidas dos pulmões e do baço. O rim e outros órgãos só raramente foram afectados. A intensidade numérica dos quistos hidáticos nos órgãos afectados foi mais elevada nos pulmões, seguida do fígado e do baço. A ordem da intensidade do tamanho dos quistos hidáticos foi invertida, tendo o baço o tamanho médio mais elevado dos quistos hidáticos e os pulmões o mais baixo. O volume de fluido de um único quisto era maior do que o de múltiplos quistos.

Os órgãos afectados por quistos hidáticos em todas as carcaças de suínos examinadas foram o fígado (0,84 %), os pulmões (0,50 %), o baço (0,20 %), o rim (0,025 %) e o mesentério (0,1 %).

A taxa de fertilidade dos quistos hidáticos em suínos foi de 77,12 %. Os quistos mais férteis foram encontrados nos rins (100 %) e no baço (91,48 %), seguidos do fígado (76,59 %) e do pulmão (75,93 %). A elevada fertilidade dos quistos hidáticos em suínos indica que os suínos, como potenciais hospedeiros intermediários, apoiam a reprodução do parasita na natureza.

Entre o pulmão e o fígado, o local preferido para a localização dos quistos, o número de quistos nos órgãos afectados foi maior no tecido pulmonar, mas a intensidade e a taxa de fertilidade dos quistos hidáticos foi maior no tecido hepático, seguido do pulmão e do baço.

Em geral, o teor proteico da FG dos quistos hidáticos pulmonares era mais elevado do que o da FG dos quistos encontrados noutras partes do corpo do hospedeiro infetado. O teor proteico da FG de quistos do pulmão foi o mais elevado, seguido do teor proteico da FG de quistos do fígado, baço e rim. Independentemente da localização do quisto hidático no hospedeiro, o teor de proteínas era mais elevado na FG de quistos férteis do que na FG de quistos estéreis.

A análise SDS-PAGE de HF de quistos férteis porcinos do fígado, pulmão, baço e rim produziu 12, 9, 10 e 12 fracções proteicas, respetivamente. A gama de pesos moleculares das fracções proteicas do fígado, pulmão, baço e rim variou entre 3,36 e 108,83 KDa, 2,64 e 133,24 KDa, 25,97 e 130,36 KDa e 2,64 e 107,76 KDa, respetivamente. A análise comparativa dos padrões de bandas proteicas dos antigénios RF concentrados obtidos de diferentes órgãos revelou cinco fracções comuns com pesos moleculares de 100, 66, 36, 25 e 3 KDa, indicando uma origem parasitária destes cinco componentes. A análise também revelou que o fluido hidático porcino é uma melhor fonte de antigénio devido ao seu elevado teor de proteínas e ao baixo nível de contaminação do fluido hidático porcino por proteínas do hospedeiro.

É necessário realizar mais estudos sobre a antigenicidade destas fracções proteicas em animais de laboratório para determinar o antigénio adequado para o imunodiagnóstico e para desenvolver um kit de diagnóstico adequado para a deteção da hidatidose em animais vivos antes do abate e nos seres humanos.

A análise económica da hidatidose na produção de carne de suíno mostrou que as perdas se deviam principalmente à perecibilidade dos órgãos comestíveis. O fígado foi o órgão mais importante que contribuiu para as perdas económicas, uma vez que foi utilizado para consumo humano e tem um preço de mercado elevado em comparação com outros órgãos, seguido do pulmão, do baço e do rim. Embora a estimativa real das perdas económicas no presente estudo pareça ser baixa, as perdas económicas projectadas foram consideravelmente elevadas devido à perecibilidade dos órgãos na indústria da carne de suíno.

Verificou-se também que é difícil avaliar diretamente a importância zoonótica da hidatidose e o seu impacto na saúde humana e na vida socioeconómica dos indivíduos afectados. Tendo em conta todos estes factos, concluiu-se que a hidatidose tem um impacto significativo na economia e na saúde pública, apesar de a incidência da doença estar a diminuir gradualmente.

Com base nos resultados do presente estudo, podem ser tiradas as seguintes conclusões gerais.

- Dos 4025 suínos analisados, 55 foram afectados com hidatidose, o que corresponde a uma prevalência global de 1,37%. Destes casos, 87,27% das carcaças apresentavam infestação de um único órgão e 12,72% das carcaças apresentavam infestação de múltiplos órgãos.

- O fígado e os pulmões revelaram ser as localizações preferidas para os quistos hidáticos. A intensidade dos quistos hidáticos foi mais elevada no fígado, seguindo-se o pulmão, o baço, o mesentério e o rim.

- A taxa global de fertilidade dos quistos hidáticos em suínos foi de 77,12 %. Os quistos mais férteis foram encontrados no baço, seguidos do rim, fígado e pulmão. A elevada fertilidade dos quistos hidáticos em suínos indica que os suínos, como potenciais hospedeiros intermediários, apoiam a reprodução do parasita na natureza.

- O conteúdo proteico do líquido hidático (HF) de suínos variou de 41,9 a 367,4 mg%, com uma média de 105,26 mg%. O teor proteico do fluido hidatiforme dos quistos pulmonares foi o mais elevado, seguido dos quistos do fígado, dos quistos do baço e dos rins. O teor de proteínas da FH dos quistos férteis foi mais elevado do que o dos quistos estéreis.

- A análise SDS-PAGE do padrão de bandas proteicas do líquido hidático porcino revelou 9 a 12 componentes de diferentes órgãos com pesos moleculares entre 2,64 e 133,24 KDa. Destes, foram observadas 5 fracções comuns com pesos moleculares de 100, 66, 36, 25 e 3 KDa em diferentes órgãos, o que sugere uma origem parasitária destes cinco componentes. Por conseguinte, o líquido hidático de suínos poderia ser uma melhor fonte de antigénio para o imunodiagnóstico da hidatidose em seres humanos e animais.

- A perda económica total na produção de carne de suíno devido à hidatidose em 4025 suínos observada neste estudo foi estimada em 1249 euros. A deterioração do fígado foi considerada a principal causa de perdas económicas no comércio de carne. As perdas anualizadas foram elevadas, o que indica a necessidade de prevenção e controlo desta doença nos suínos. Foi planeado investigar o impacto socioeconómico da hidatidose nos seres humanos.

- Considerou-se também que a prevalência da hidatidose nos seres humanos e as possíveis estirpes do parasita que circulam entre os seres humanos e os animais têm de ser analisadas, a fim de identificar os hospedeiros intermediários preferenciais do parasita e introduzir medidas de controlo adequadas para reduzir a incidência da doença.

BIBLIOGRAFIA

Acha, P.N. e B. Szyfres (2003) Zoonoses and communicable diseases in humans and animals. Volume 3. Parasitoses. 3ª edição. OPAS; Washington DC. Publicação Científica e Técnica No. 580. hidatidose; pp. 184-199.

Agricultural Research Data Book (2007), publicado pelo Conselho Indiano de Investigação Agrícola (ICAR), Nova Deli.

Al-Karawi, M.A., M.I. Yasawy e A.R.E. Mohamed (1992) Combinação de praziquantel e albendazole no tratamento da doença hidática. Saudi. Med. J., 37(3): 133-138 (Helminthological summaries, 58: Abstr. 738)

Anwar, A. (1994) Economic importance, biometrics and chemical composition of hydatid cysts in cattle (Bos indicus). Tese de doutoramento aprovada pela Sindh Agriculture University, Tando Jam, Sindh (Paquistão).

Appell, R.G., D. Gundert e U. Wahn (1982) Anaphylactic reactions in hydatidosis of the mediastinum. Allergology, 5(6): 282 (Helminthological summaries, 53:12).

Arambulo, P. (1997) The public health significance of cystic echinococcosis in Latin America. Ata Trop. 67: 113 -24.

Arene, F.O.I. (1985) Ocorrência de quistos hidáticos em gado doméstico no Delta do Níger. Trop. Ani. Hlth. and Prod. 17(1): 3-5.

Bandhopadhyay, S. e A.K. Basu (1997) Chemical composition of sterile and fertile hydatid cysts of cattle. J. of Vet. Parasitol. 11(1): 73-76.

Banks, D., B. Copeman e S. Lee (2006) Echinococcus granulosus in north Queensland. Disponível em http://eprints.jcu.edu.au/3722/1/3722 Banks et al 2006.pdf

Benner, C., H. Carabin, L.P. Sanchez-Serrano, C.M. Budke e D. Carmena (2010) Analysis of the economic impact of cystic echinococcosis in Spain. Bull. World Hlth. Org, 88:49-57.

Biffin, A.H.B., M.A. Jones e S.R. Palmer (1993) Hydatid disease: evaluation of an ELISA for diagnosis, population screening and monitoring control programmes. J Med Micro, 39(1): 48-52.

Bruzinskaite, R., M. Sarkunas, P.R. Torgerson, A. Mathis e P. Deplazes (2009) Echinococcosis in pigs and intestinal infection with Echinococcus spp. in dogs in southwestern Lithuania. Vet

Parasitol. 160(3-4): 237-41.

Budke, C.M., P. Deplazese P.R. Torgerson (2006) Global socioeconomic impact of cystic echinococcosis. Emerg. Infect. Dis. 12(2): 296-303.

Budke, C.M., Q. Jiamin, W. Qian e P.R. Torgerson (2005) Economic effects of echinococcosis in a disease-endemic region of the Tibetan Plateau. Am. J. Trop. Med. Hyg. 73(1): 2-10.

Burgu, A., A. Douanay, B. Goneng, H. Sarimehmetoulu e F. Kalinbacak (2000) Analysis of Fluids of Hydatid Cysts from Sheep by SDS-Page and Determination of Specific antigens in Protein Structure by Western Blotting. Turk. J. Vet. Anim. Sci, 24: 493-500.

Carmena, D., A. Benito e E. Eraso (2006) Antigénios para o imunodiagnóstico da infestação por *Echinococcus granulosus*: uma atualização. Ata Trop. 98(1):74-86.

Chai, J.J. (1995) Epidemiological studies on cystic echinococcosis in China. Biomed Environ Sci. 8: 122-36.

Chandler, A.C. e C.P. Read (1961). Em "Introduction to parasitology" (Introdução à parasitologia), Toppan company Ltd. Tóquio, Japão.

Chordi, A. e I.G. Kagan (1965) Identification and Characterisation of Antigenic Components of Sheep Hydatid Fluid by Immunoelectrophoresis. The Journal of Parasitol. 51(1): 63-71.

Contreras, M., C. Del, S. Gallo, P. Salinas, J. Sapanar, L. Sandoval e F. Solis (1994) Avaliação de IgG ELISA utilizando um antigénio purificado no diagnóstico da hidatidose humana. Bulletin Chileno de Parasitologia, 49(1/2): 24-30 (Helminthological summaries, 64: Abstr. 378).

Craig, P.S. (1986) Deteção de antigénio circulante específico, complexos imunes e anticorpos na hidatidose humana de Turkana (Quénia) e do Reino Unido por imunoensaio enzimático. Parasite Immunol, 8: 171-188.

Cruz, R.R., Z.G. Vazquez and L.M. Alanis (1993) Retrospective study of the concentration of pigs with cysticercosis from 1987 - 1991 in Mexico. Teenica Pecuaria en Mixico, 31(2): 102-111. (Vet. Bullet. 64: 2305).

Czovek, L. (1985) Economic losses due to echinococcosis and its control. Magyar Allatorvosoklapja, 40(4): 195-199 (Vet. Bullet., 55: 6335).

Das, U. e A.K. Das (1998) Cystic hydatidosis in livestock in greater Kolkata. The Indian Vet. J.,

75(4): 387-388.

Deka, D.K. e S.N.S. Gaur (1998) Studies on occurrence of hydatidosis in western Uttar Pradesh. J. Vet. Parasitol, 12(1): 43-45.

Deka, D.K., I. Saidul, B. Manoranjan, S. Abdus, H. Isfaqul e N. Krishna (2008) Prevalência de *Echinococcus granulosus* em cães e hidatidose em herbívoros de certos estados do nordeste da Índia. J. of Vet. Parasitol, 22(1): 22-26.

Dhanalakshmi, H., M.S. Jagannath, e P.E. D'Souza (2005) Protein profile and serodiagnosis of *Taenia solium* bladderworm infections in pigs. Veterinarski Arhiv 75(6): 505-512.

Dubinsky, P., M.O. Mikuleday e A. Stefancikova (1993) Prevalência de equinococose em suínos e ovinos na República Eslovaca. Vet. Parasitol., 51(12): 149-154 (Vet. Bullet., 64: 5701).

Eckert, J. e R.C. Thompson (1988) Estirpes de Echinococcus na Europa. Trop Med Parasitol. 39:1-8.

Elton, C., M. Lewis e M.H. Jourdan (2000) Unusual site of hydatid disease. Lancet. 355: 2132.

Euzeby, J. (1991) The epidemiology of hydatidosis with reference to the Mediterranean region. Parasitologica. 33:25-39.

Feng, J.J., J.Y. Wang, J.Q. Qu e S.H. Xiao (1993) ELIB de antigénios específicos em células germinais cultivadas invitro de *Echinococcus granulosus*. Chinese J. Para. and Para. Dis., 11(1): 63-75 (Helminthological abstracts, 64: Abstr. 4014).

Garippa, G. (2006) Atualização da equinococose quística (EC) em Itália. Parasitologia. 48(1-2): 57-59,

Garippa, G., A. Varcasia, e A. Scala (2004) Cystic echinococcosis in Italy from the 1950s to the present. Parassitologia 46: 387-391.

Gatne, M.L. (2001) Studies on antigenic profile of hydatids in livestock with special reference to specific immunodiagnosis. Tese de doutoramento aprovada pelo Dr. Balasaheb Sawant Konkan Krishi Vidyapeeth, Dapoli (Maharashtra).

Gatne, M.L., V.S. Narsapur, V.S. Deshpande e S.M. Niphadkar (1990) Protein content and electrophoretic patterns of hydatid fluid. Indian. Vet. J. pp. 169-170.

Hafeez, M.D., P.R. Reddy, S.P. Hasina, K.L.G. Nirmala Devi, K. e M.D. Thayeed (1994) Fertility rate of hydatidosis in cattle, buffaloes, sheep and pigs. Indian J. Ani. Sci, 64(1): 46-47.

Hamm, R. (1966) Heating of muscle systems. In 'Physiology and Biochemistry of Muscle as Food' Ed. E.J. Broskey, R.G. Cassens and Trautman. Primeira edição, p. 303, University of Wasconsin Press, Madison, W.I.

Hartree, E.F. (1972) Determination of protein: a modification of Lowry's method that gives linear photometric response. Annals of Biochem, 48: 422 - 427.

Himonas, C., K. Antoniadou-Sotiriadou e E. Papadopoulos (1994) Hydatidosis of food animals in Greece: prevalence of cysts containing viable protoscolices. J. of Helminth. 68:311-313.

Iqbal, Z., C.S. Hayat, B. Hayat e M.N. Khan (1989) Prevalence, organ distribution and economics of hydatidosis in meat animals at Faisalabad abattoir. Pak. Vet. J. 9: 70-74.

Irshadullah, M., W.A. Nizami e C.N.L. Macpherson (1989) Observation on the suitability and importance of domestic intermediate host of Echinococcus granulosus in Uttar Pradesh. Índia. J. helminth, 63 (1): 39-45.

Itagaki, T., T. Sakamoto, P. Berasain, J. Maisonnave, e L. Yarzabal (1994) Immunoblot analysis of hydatid cyst fluid antigen using sera of unilocular hydatidosis in cattle and sheep. J. Fac. Agric. Iwate Univ. 22: 25-30.

Jenkins, D.J. (1998) Hydatidosis: a zoonosis of unrecognised, increasing importance. J Med Microbiol. 47:281-2.

Jibat, T., G. Ejeta, Y. Asfaw e A. Wudie (2008) Causes of abattoir condemnation in apparently healthy slaughtered sheep and goats at HELMEX abattoir, Debre Zeit, Ethiopia. *Revue Med. Vet.* 159(5): 305-311.

Kamenetzky, L., S.G. Canova, E.A. Guarnera e M.C. Rosenzvit (2000). Echinococcus granulosus: A extração de ADN de camadas germinativas permite a identificação da estirpe em quistos hidáticos férteis e inférteis. Expt. Parasitol. 96(4): 260.

Kanwar, J. R., S. P. Kaushik, I. M. S. Sawhney, T. M. S. Kamboj, S. K. Mehtas e V. K. Vinayak (1992) Specific antibodies in serum of patients with hydatidosis recognised by immunoblotting. J. Med. Microbiol. 36: 46-51.

Khurana, S., A. Das e N. Malla (2007) Increasing trends in seroprevalence of human hydatidosis in North India (Tendências crescentes na seroprevalência da hidatidose humana no Norte da Índia). Trop Doct. 37: 100-102.

Khuroo, M.S., N.A. Wani e Javid, G. (1997) Percutaneous drainage versus surgery for hepatic hydatid cysts. N Engl J Med. 337:881 -7.

Khuroo, Md. S. (2002) Hydatid disease: current status and recent advances. Annals of Saudi Med. 22(1 -2): 56-64.

Kong, Y., S.Y. Kang, S.Y. Cho e D.Y. Min (1989) Componentes antigénicos específicos e de reação cruzada no fluido cístico de metacestodes de *Echinococcus granulosus* e *Taenia solium*. The Korean J. of Parasitol. 27(2): 131-139.

Kulkarni, N.K. (1984) A study on incidence of *Cysticercus cellulosae,* hydatid cysts and *Stephanurus dentatus* in domestic pig. Dissertação de mestrado autorizada pelo Konkan Krishi Vidyapeeth, Dapoli (Maharashtra).

Kumar, S., A. Quasim, P. Kaushik e S. Samantaray (2007) Prevalence of *Echinococcus granulosus* cysts in food animals in and around Patna. J. Vet. Pub. Hlth. 5(1): 25-28.

Laemmli, U.K. (1970) Cleavage of structural proteins during the assembly of the head bacteriophage T4. Nature, 227: 680-685.

Lewall, D.B. (1998) Hydatid disease: biology, imaging and classification. Clin. Radiol. 53: 863 - 74.

Lidetu, D. e G.W. Hutchinson (2007) The prevalence, organ distribution and fertility of cystic echinoccosis in feral pigs in tropical North Queensland, Australia. Disponível em http://eprints.jcu.edu.au/2707/1/2707-lidetu-2007.pdf

Luka, S., I. Ajogi, I. Nock, C. Kudi e J. Umoh (2009) Avaliação do Enzyme -Linked Immunosorbent Assay (ELISA) e Western Blotting para o imunodiagnóstico de doenças hidáticas em ovinos e caprinos . The Internet J. of Vet. Med. 5(2): ISSN: 1937-8165.

Mohanty, P.R. e S.C. Parija, (1984) Journal of Indian Medical Association. 82: 141-148.

Munde, K.D. (1999) Prevalência de vermes zoonóticos da bexiga (metacestodes) em animais destinados à alimentação e suas implicações económicas. Dissertação de mestrado autorizada pelo Konkan Krishi Vidyapeeth, Dapoli (Maharashtra).

Neghina, R., A. M. Neghina, L. Marincu e L. Iacobiciu. (2010) Epidemiology and epizootology of cystic echinococcosis in Romania 1862-2007. Foodborne Pathogens and Disease. 7(6): 613-618.

Ndirangu, P. N., F.M. Njeruh, P.B. Gathura e M.N. Kyule (2004) The Prevalence of Hydatidosis in Slaughtered Livestock in Kenya. The Kenya Veterinarian. 27: 73-77.

Organização Mundial da Saúde Animal (2005) Echinococcosis. In: Centro de Segurança Alimentar e Saúde Pública. College of Veterinary Medicine, Iowa State University, Ames, Iowa 50011 (Web: http://www.cfsph.iastate.edu).

OIE (2008) Echinococcosis/Hydatidosis. Capítulo 2.1.4. in OIE Terrestrial Manual. S. 175-190.

Onah, D.N., S.N. Chiejina e C.O.Emehelu (1989) Epidemiology of echinococcosis/hydatidosis in Anambra State, Nigeria. Ann. Trop. Med. Parasitol. 83(4): 387-93.

Ortega, C.J. e S. Prieto, (1983) Anaphylactic shock following spontaneous rupture of a hepatic hydatid cyst. Medicina Clinica, 80(13): 573-576 (Helminthological summaries, 53: Abstr. 74).

Pauluzzi, S., F. De Rosa e S. Dottorini (1972) Comparação do título antigénico e do teor de proteínas no líquido hidático de *Echinococcus granulosus*. Trop. Dis. Bulletin, 70: 1182.

Pednekar, R.P. (2008) Molecular characterisation of Echinococcus granulosus in food animals in the state of Maharashtra. Tese de mestrado aprovada pela Universidade de Ciências Animais e das Pescas de Maharashtra, Nagpur (Índia).

Pednekar R.P., R.P. Gaurat e M.L. Gatne (2009) Prevalência, taxa de fertilidade e teor proteico de quistos de hidátide em animais destinados à alimentação humana abatidos no matadouro de Deonar. J. Bom. Vet. coll. 17(1): 55-59.

Prasad, B.N. (1981) Note on the pathology of hydatidosis in pigs in Bihar and its public health significance. Haryana Veterinarian, 20(1): 24-28.

Raina, O.K. e B.P. Singh (1997) Antigenic characterisation of buffalo hydatid cyst fluid. J. of Vet. Parasitol, 11(2): 185-187.

Regassa, F., A. Molla e J. Bekele (2010) Estudo sobre a prevalência da hidatidose cística e a sua importância económica em bovinos abatidos no matadouro municipal de Hawassa, Etiópia. Trop. Ani. Hlth. and Prod. 42 (5): 977-984.

Sabry, M.A. (2007) Conceitos avançados para o diagnóstico de hidatidose em seres humanos e animais vivos. J. Boil. Sci, 7: 720-728.

Sakamoto, T., G.W. Hutchinson e D. Jenkins (1992) Prevalence of larval echinococcosis in feral pigs in Australia. J. Fac. Agric. Iwate Univ. 21(1): 49-57.

Sarma, M.D., D.K. Deka e M.R. Borkakoty (2000) Ocorrência de hidatidose e cisticercose suína na cidade de Guwahati. J. Vet. Parasitol. 14(2): 173-174.

Shapiro, A., Y.W.C.A. Modai e A. Kohn (1967) Biochemistry Bio-physics research communication, 28: 815-820.

Sharma, R., D. K. Sharma, P.D. Juyal, G.S. Aulakh e J.K. Sharma (2004) Pig Hydatidosis in and around Ludhiana City of Punjab. J. Vet. Publ. Hlth, 2(1&2): 11-13.

Sherikar, A.T., V.N. Bachhil e D.C. Thapliyal (2004) Textbook of Elements of Veterinary Public Health. 1 sted., ICAR, Nova Deli. ICAR, Nova Deli: (291).

Singh, B.P., V.K. Srivastava e V.P.S. Deorani (1988) Pig hydatidosis in Uttar Pradesh. Vet. Rec. 123(11): 299-300.

Slepnev, N.K. (1988) Echinococcosis in cattle, sheep and pigs kept in large complexes. Veterinarnaya Nauka, Proiz vdstvu, 26: 88-89. (Vet. Bullet. 59: 1587).

Sotiraki, S., C. Himonas, e P. Korkoliakou (2003) Hydatidosis-echinococcosis in Greece. Ata. Tropica. 85(2): 197-201.

Soulsby, E.J.L (1982) In "Helminths, Arthropodes and Protozoa of domesticated animals" 7th edn. The English Language Book Society e Bailliere Tindall, Londres.

Teplov, O.V. e A.K. Zuravets (1980) Economic losses due to hydatidosis in agriculture in the North Caucasus. Trudy Use suyyzno-go. Instituta Gel. Mintologii im. K.I. Skryabina, 25:111-119 (Vet. Bullet., 51: 5026).

Theodoropoulos, G., E. Theodoropoulou, G. Petrakos, V. Kantzoura e J. Kostopoulos (2002) Slaughterhouse bans due to parasite infections and their economic impact in the region of Trikala, Greece. J. Vet. Med., 49(6): 281 - 284.

Thompson, R.C.A. e J.D. Smyth (1975) Equine hydatidosis: a review of the current status in Great Britain and the results of an epidemiological survey. Vet. Parasitol. 1(2): 107-127.

Thompson, R.C.A., A.J. Lymbery e C.C. Constantine (1995) Variation in *Echinococcus*: towards a taxonomic revision of the genus. Adv. Parasitol. 18: 452-457.

Torgerson, P.R. (2003) Economic impact of echinococcosis. Ata Trop. 85(2):113-118.

Torgerson, P.R. e P.M. Dowling (2001) Estimating the economic effects of cystic echinococcosis. Parte 2: uma região endémica no Reino Unido, uma economia rica e industrializada. Ann. Trop. Med. Parasitol. 95(2):177-85.

Torgerson, P.R., C. Carmona e R. Bonifacino (2000) Estimating the economic effects of cystic echinococcosis: Uruguay, an upper-middle income developing country. Ann. Trop. Med. Parasitol. 94(7):703-13.

Turcekova, L., V. Snabel, V. Dudinak, V. Gaspar e P. Dubinsky (2009) Prevalência de equinococose cística em suínos da Eslováquia, com avaliação do tamanho, fertilidade e número de quistos hidáticos. Helminthologia. 46(3): 151-158.

Varela-Diaz, M. e A. Coltorti (1974) Techniques for the immunodiagnosis of human hydatid disease. Série de Monografias Científicas e Técnicas n.º 7, Centro Pan-Americano de Zoonoses, Buenos Aires.

Vargas, R.I., J.J. Martina Myo e C.J. Jaramillo (1995) Epidemiology of porcine hydatidosis in the Los Rayeslaper slaughterhouse in Mexico. Mixico Veterinaria Mexica, 26(6): 365-368 (Vet. Bullet. 66: 6243).

Varma, T. K. e H.C. Malviya (1992) Studies on the fertility rate of hydatid cyst from domestic animals and prevalence of *Echinococcus granulosus* infestation among stray dogs. Indian J. of Parasitol, 16(1): 55-57.

Varma, T.K. (1990) Prevalência de infecções por *Echinococcus* granulosus em animais domésticos no distrito de Gurgaon (Haryana), Índia. Philippines J. of vet. Med., 27(2): 65-69.

Vassalos, M., C. Himonas e A. Sarauanos (1984) Hydatidosis in Greece. Parasitological Symposium Lyon. 5: 24-26. (Helminth. Abst. 54(9): 758. 1985)

Vijayasmitha, R., M.S. Jagannath, S. Abdul Rahman e T. G. Honnappa (1993) The utility of leucocyte migration inhibition test in the diagnosis of hydatidosis in farm animals. Indian. J. Ani. Sci, 63: 596-599.

Worbes, H. (1992) Occurrence of *E. granulosus* and *E. multilocularis* in the region of Thuringia, Germany. Angewandte Parasitologie, 33(4): 193-204. (Vet. Bullet. 64: 5102).

Yakimenko, L.Y.. (1993) Estudo da situação epizootiológica da equinococose nas regiões centrais da Ucrânia. Veterinari Medstsina, 68: 43-45 (Vet. Bullet. Abst. No. 65: 4615)

Yuzaburo, O., J. Watanabe, C. Sugimoto, N. Nonaka, J. Mastumoto, H. Wakaguri, Y. Suzuki, S. Sugano, A. Toyoda, Y. Sakaki e M. Kamiya (2006). Base de dados de cDNA de comprimento total de equinococose (*Echinococcus multilocularis*). Disponível em http://fullmal.hgc.jp/em/.

Zvolinskene, V. e A. Sruoga, (1976) Study on protein spectrum in Homogenates of scoleces and germinative layer of Hydatid cysts and in hydatid fluid using Polyacrylamide gel electrophoresis. Ata. Parasitologica Lituanica, 14: 47-51 (Helminthological summaries, 46: Abstr. 4381).

APÊNDICE

Sr. nº.	Reagentes	Quantidade
	A. Soluções de stock:	
1)	**Acrilamida (30%)**	
i)	Acrilamida	29.2 g
ii)	Bis-acrilamida (N,N-metileno bis-acrilamida)	0.8 g
iii)	Água destilada para a produção	100 ml
2)	**Lauril sulfato de sódio [dodecil sulfato de sódio] (20%)**	
i)	Sulfato de dodecilo e sódio (SDS)	5.0 g
ii)	Água destilada para a produção	25 ml
3)	**Tris, 1 M, pH 8,8**	
i)	Tris	12.11 g
ii)	Água destilada para preparação (valor de pH ajustado com HCl 1 N)	90 ml
iii)	Água destilada para obter o volume final	100 ml
4)	**Tris, 1 M, pH 6,8**	
i)	Tris	12.11 g
ii)	Água destilada para a preparação (valor de pH ajustado com HCl 1 N)	90 ml
iii)	Água destilada para obter o volume final	100 ml
5)	**Persulfato de amónio [APS] (10%)**	
i)	Amónio por sulfato	1.0 g
ii)	Água destilada para a produção	10 ml
6)	**TEMED (10%) - preparado de fresco pouco antes da utilização**	
i)	N,N,N',N' Tetrametilenodiamina (TEMED)	0,1 ml
ii)	Água destilada	0,9 mililitro
	B. Soluções que funcionam:	
1)	**Gel de libertação (10%)**	
i)	Acrilamida (30%)	4 ml
ii)	Tris, pH 8,8	4,48 ml
iii)	FDS (20%)	0,06 ml
iv)	Água destilada	3,46 ml
v)	TEMED 10%	0,04 ml
vi)	APS 10%	0,04 ml
2)	**Gel de empilhamento (10%)**	
i)	Acrilamida (30%)	0,668 ml

ii)	Tris, pH 6,8	0,7 ml
iii)	FDS (20%)	0,04 ml
iv)	Água destilada	2,592 ml
v)	TEMED 10%	0,02 ml
vi)	APS 10%	3.02Ml
3)	**Tampão de amostra**	
i)	Tris, pH 6,8	0,25 ml
ii)	FDS (20%)	0,4 ml
iii)	Glicerina	0,4 ml
iv)	P-mercaptoetanol	0,2 ml
v)	Água destilada	0,07 ml
4)	**Tampão de eléctrodos**	
i)	Tris	3 g
ii)	Glicina	14.3 g
iii)	SDS	2 g
iv)	Água destilada para a produção	400 ml
5)	**Solução corante**	
i)	Azul brilhante de Coomassie	1.0 g
ii)	Álcool metílico	500 ml
iii)	Ácido acético glacial	100 ml
iv)	Água destilada	400 ml
6)	**Solução descolorante**	
i)	Álcool metílico	500 ml
ii)	Ácido acético glacial	100 ml
iii)	Água destilada	400 ml
7)	**Ágar (3%)**	
i)	Ágar nobre	3.0 g
ii)	Água destilada	100 ml

AGRADECIMENTOS

Os meus sinceros agradecimentos ao Conselho Indiano de Investigação Agrícola (ICAR), Nova Deli, pelo apoio financeiro concedido para a realização deste estudo no âmbito do projeto do Programa de Extensão sobre Doenças Zoonóticas (OPZD).

--Dr. Santosh Sajjan

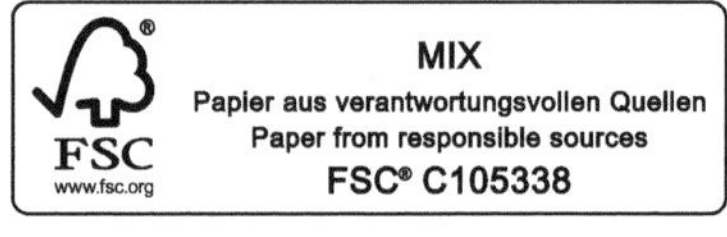

Printed by Books on Demand GmbH, Norderstedt / Germany